Pubblicato con

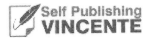

Il Servizio Numero 1 in Italia
di Assistenza alla Pubblicazione
per gli Autori Indipendenti

Self Publishing Vincente
www.SelfPublishingVincente.it

giuliano pezzoli

Vivi sano con giuliano

https://www.facebook.com/vivisanocongiuliano

https://www.instagram.com/vivisanocongiuliano

https://giulianopezzoli.com

Vivi sano con giuliano
Copyright © 2023 **giuliano pezzoli**
Tutti i diritti riservati.

Nessuna parte di questo libro può essere riprodotta senza il preventivo assenso dell'Autore.

Prima edizione **marzo 2019**
Seconda edizione **gennaio 2022**
Terza edizione **marzo 2023**

Copertina | Giulio Colombo
Disegni | Silvia Mariani

Quando un giorno prenderemo consapevolezza che se a ogni azione che noi compiamo, oltre che al nostro bene, tenessimo presente il bene di tutto e di tutti, allora quello sarà il giorno in cui il mondo inizierà veramente a cambiare.

uomo vivo e libero
giuliano pezzoli

INTRODUZIONE

Con questo libro è mia intenzione portare a conoscenza di tutti voi alcune grandi scoperte di scienziati molto autorevoli che non si capisce bene per quali motivi non vengono prese in considerazione da chi ha il compito e il dovere di tutelare la nostra salute.

Anzi la loro divulgazione viene addirittura ostacolata, osteggiata e screditata. In internet e in libreria alcune di queste informazioni se ne trovano pochissime. Con tali scoperte questi scienziati hanno dimostrato come si potrebbe restare in buona salute più a lungo e più facilmente, come cambiando il nostro stile di vita si potrebbero risparmiare soldi e tempo nel preparare i cibi con cui ci alimentiamo e di come si potrebbero realizzare prima i nostri desideri. Sembra fantascienza, ma quello che dicevano i saggi e i filosofi nei tempi antichi è oggi confermato dalla fisica quantistica, quando siamo felici quello che vogliamo dalla nostra vita si manifesta più velocemente di quando siamo tristi. Ormai sta venendo fuori da più fonti di autorevoli scienziati che corpo mente e spirito sono collegati. Ogni comportamento o stile di vita, sia buono che cattivo, in uno di questi aspetti automaticamente si riflette sugli altri, condizionandolo. Per esempio, se io mangio troppo e male perché mischio tanti tipi di cibi, oltre che digerire a fatica, mi sento meno energico a livello fisico e meno brillante mentalmente con ripercussioni sia sul lavoro manuale, sia sulla lucidità mentale con cui prendo decisioni. È un fatto evidente a tutti che ci sono diversi problemi da risolvere nelle nostre vite, siamo sempre stressati, andiamo sempre di corsa e abbiamo sempre meno tempo libero, ci ammaliamo spesso delle più svariate malattie, sia giovani che anziani, siamo spesso arrabbiati, impauriti, delusi e per niente felici di come va la nostra vita. Secondo l'OMS (l'Organizzazione Mondiale per la Sanità) "è in atto un'autentica epidemia invisibile. Malattie cardiache, respiratorie, tumori, disturbi mentali, diabete, caratterizzate da un lento e progressivo declino delle normali funzioni fisiologiche, sono infatti la principale causa di morte, soprattutto nei paesi industrializzati.

Spesso insorgono in età giovanile, ma prima di vederne i sintomi possono passare anche molti anni: oltre a caratteristiche come l'età e la predisposizione genetica, infatti, molto spesso alla base di queste patologie ci sono fattori di rischio prevenibili come un'alimentazione poco sana, il consumo di tabacco e di alcol, il poco esercizio fisico. Stili di vita e abitudini scorrette che possono generare quelli che vengono definiti fattori di rischio intermedi, condizioni come l'ipertensione, la glicemia alta, livelli di colesterolo non nella norma e l'obesità, che facilitano lo sviluppo di malattie croniche."

Basta fermarsi e riflettere: a quanti di voi è capitato di avere un familiare, un padre, una madre ecc. con problemi di salute e nel frequentare i vari ospedali e studi medici aver visto malattie di tutti i tipi? Gli anziani sono i più colpiti, su pressione di mode o mass media, hanno sviluppato il loro stile di vita negli anni poco funzionale alla salute e al benessere, questo alla lunga ha dato questi risultati.

Volete anche voi un giorno essere come loro?
Volete anche voi un giorno perdere tempo e soldi in giro per ospedali e studi medici?

Volete anche voi un giorno spendere più soldi in farmacia che al supermercato?

Oppure volete rimanere il più possibile in buona salute per godervi la famiglia, i figli, i nipoti, gli amici, il tempo libero, del buon cibo ecc.?

Quando avrete finito di leggere questo libro avrete tutti gli strumenti che vi servono per prendere consapevolezza di tutto ciò che sta accadendo nella vostra vita. Se rifletterete sul vostro stile di vita attuale e metterete in pratica anche solo alcuni dei consigli che vi do e che io ho già sperimentato, potrete raggiungere quello stato di benessere psicofisico che desiderate e che io ho già raggiunto.

Avevo diverse cose da risolvere a livello di salute, avevo una grande ansia quotidiana che mi limitava molto nelle scelte che facevo, avevo problemi di digestione lenta e molto spesso anche di vitalità, soprattutto la sera ero spesso stanco e svogliato al punto di perdermi le uscite con gli amici, non ero brillante mentalmente e facevo fatica a capire le nuove cose che volevo imparare o semplicemente quello che volevo capire per esempio anche solo leggendo l'articolo di un giornale. Avevo bisogno di dormire almeno sette ore a notte. Questo mi pesava molto quando dormivo meno perché facevo i turni di notte in ambulanza di emergenza al 118 presso l'associazione Croce Arcobaleno di Petritoli. Spesso il giorno dopo mi sentivo rintontito, per questo sceglievo sempre il turno del sabato notte così la domenica potevo riposare, ma non mi godevo appieno il weekend. Mi arrabbiavo con facilità in tutte le situazioni della vita anche se non lo davo a vedere e questo stato d'animo molto spesso condizionava negativamente tutta la mia giornata. Avevo la pressione bassa, non riuscivo a essere donatore di sangue e questa era una cosa a cui tenevo molto.

SOLO SEMPLICEMENTE APPLICANDO LE TECNICHE E I CONSIGLI CHE DESCRIVO IN QUESTO LIBRO HO RISOLTO QUASI TUTTI QUESTI PROBLEMI.

Ad oggi, dopo oltre dieci anni dall'inizio della mia nuova vita, posso dire che tutte le mattine mi sveglio felice e alla sera vado a dormire felice. I momenti durante la giornata in cui sono triste o arrabbiato sono quasi scomparsi. Anche l'ansia è quasi svanita o comunque riesco a tenerla sotto controllo e non è più una limitazione nella mia vita come lo era prima. Digerisco molto bene e sono molto più brillante sia mentalmente che fisicamente. Ho bisogno di dormire meno, ora quando faccio i turni di notte in ambulanza e magari dormo solo tre o quattro ore, il giorno dopo sto bene lo stesso. Vado a lavorare tranquillamente quindi posso fare i turni infrasettimanali e godermi di più il weekend. Sono riuscito a realizzare il mio desiderio di diventare donatore di sangue, ora sono iscritto all'AVIS di Petritoli e dono al centro trasfusionale di Fermo perché la mia pressione sanguigna è adeguata. Pensando e agendo sempre positivamente, guardando sempre il bicchiere mezzo pieno in ogni cosa ho sistemato il 90% della mia vita e il restante 10% ci andrà molto presto! La mia salute psicofisica va benissimo, a volte ci sono delle cose che non vanno proprio come vorrei, ma io mi adopero costantemente per metterle a posto.

Questo quasi sempre significa che quelle cose che non riesco a ottenere a mio piacimento le accetto così come sono. Fate attenzione a non lavorare solo su un aspetto della vostra vita, o solo sul corpo con alimentazione e sport, o solo sulla mente con pensieri e atteggiamenti positivi, o solo sullo spirito con le preghiere e la meditazione. NOI SIAMO UN'UNICA ENTITÀ CON QUESTI TRE ASPETTI CONGIUNTI, QUINDI SE VOGLIAMO MIGLIORARE DAVVERO E TOTALMENTE LA NOSTRA VITA DOBBIAMO ADOPERARCI SU TUTTI E TRE I FRONTI CORPOMENTESPIRITO, SOLO COSÌ OTTERREMO I RISULTATI CHE DESIDERIAMO.

TESTIMONIANZE

Laura Porzio, dottoressa in storia locale e filosofia:

"La cultura del buon cibo e del benessere è protagonista nel libro di giuliano, ambasciatore della promozione dei sapori della nostra tradizione marchigiana e della consapevolezza nel mangiare.

L'iniziativa del libro mira a far conoscere e a valorizzare le eccellenze enogastronomiche marchigiane e per loro tramite a promuovere una consapevolezza alimentare, del patrimonio paesaggistico, culturale e storico della nostra regione.

Il cibo come "veicolo culturale", ma anche come scienza, salute, economia, fratellanza, convivialità e filosofia di vita.

Il focus di questo libro è di come la disinformazione alimentare produca nel corpo disequilibri più o meno gravi, che non ci permettono di godere a pieno delle sue enormi potenzialità.

giuliano riesce con poche e semplici parole a divulgare ricerche scientifiche complesse a un vasto pubblico, affinché l'informazione alimentare corretta, produca un cambiamento significativo nelle nostre vite, garantendoci longevità e benessere."

Fabrizio Venanzetti, agente di commercio:

"giuliano ed io ci siamo conosciuti a una lezione di kundalini yoga e subito di lui mi ha colpito la sua grande espressività, umanità, competenza, serietà nel prendersi cura del suo corpo e delle sue emozioni.

Ho da subito messo in pratica il suo consiglio di un giorno di digiuno a settimana ricavandone un gran beneficio in termini di umore, di peso e di vitalità.

Grazie a questa pratica del digiuno intermittente ho iniziato anche a fortificare la mia mente e ad avere il controllo della mia vita.

Il risultato è stato soddisfacente, in sole 2 settimane ho perso 4 kg!"

Corrado Riccardi, muratore:

"Nei controlli periodici delle mie analisi del sangue mi fu riscontrato colesterolo alto, trigliceridi alti e glicemia al limite della normalità. Il mio stile di vita era nella media, mangiavo di tutto compresa carne, insaccati e bevevo molta birra. Sono alto 1,74, all'epoca pesavo 84 chili e non praticavo nessuno sport. Ogni volta che ero in compagnia di giuliano a cena rimanevo perplesso dal suo modo di mangiare che però mi incuriosiva. Quando toccavamo l'argomento alimentazione lui mi argomentava esaustivamente le sue scelte e indubbiamente essendo molto in forma avevo il dubbio che potessero funzionare e infatti dopo questi risultati sulle mie analisi del sangue decisi di provare a seguire i suoi consigli. A colazione ho iniziato a mangiare un cornetto integrale e un caffè, a pranzo insalatona mista di verdure con olive, mais, un po' di tonno o formaggi e molta frutta. Per cena insalata di riso o di farro oppure le solite insalatone miste e sempre molta frutta. Mangiavo anche un po' di frutta secca tutti i giorni e un paio di volte a settimana un po' di carne bianca o bresaola o mozzarella. Non ho toccato più la birra e l'ho sostituita con tanta acqua liscia. Praticavo questa alimentazione per almeno 5/6 giorni alla settimana e la domenica mi concedevo qualche piccolo strappo alla regola. Il risultato è stato fantastico! Nonostante non ho praticato nessuno sport, in 6 mesi sono passato da 84 a 73 chili, non ho avuto nessuna carenza energetica in questo periodo, considerando che faccio un lavoro duro. Oltre a questo vado in bagno regolarmente, mi si è sgonfiata la pancia, mi sento più brillante mentalmente e mi è diminuito il classico "abbiocco" dopo i pasti. Ora ho adottato questo tipo di alimentazione come stile di vita quotidiano."

Marco Violoni imprenditore:

"Ho avuto la fortuna di conoscere giuliano più di 5 anni fa ed è stato determinante nella mia vita.

Devo riconoscere che la prima volta che sentii parlare dell'alimentazione vibrazionale da una parte ero molto scettico, dall'altra invece non potevo negare l'evidenza che in lui c'erano un'energia e una vitalità insolite al giorno d'oggi.

Per curiosità iniziai a fare dei cambiamenti nell'alimentazione, nel modo di bere, iniziai a sorridere di più e a seguire molti preziosi consigli descritti in questo libro… Oltre al notevole dimagrimento che ho avuto nel tempo, già subito, dopo pochi giorni, notai un aumento dell'energia, una maggiore lucidità mentale e una grande voglia di godermi la vita. … Con questa vitalità è impossibile tornare allo stile che avevo prima.

Non finirò mai di ringraziare giuliano per avermi fatto scoprire questo modo di vivere semplicemente Straordinario!
GRAZIE!"

IO SONO *uomo vivo e libero* giuliano pezzoli, emanato il 29 novembre 1965 a Ortezzano, un paesino nell'entroterra del sud delle marche a venticinque chilometri dal mare. Sono figlio di agricoltori che pur nella loro bassa scolarizzazione mi hanno insegnato i valori primari come il rispetto, l'umiltà, l'onestà e l'educazione. Mi hanno trasmesso attraverso le loro azioni che bisogna seminare, lavorare e aspettare pazientemente prima di raccogliere, saper fare tanti sacrifici se serve, ma soprattutto il man- giare cibi sani che favoriscono la salute e la longevità. Sono cresciuto con il motto "pensa alla salute che tutto il resto si aggiusterà da solo". Se riguardo i primi anni della mia vita sembrano passati secoli, a casa non avevamo il riscaldamento, in inverno ci scaldavamo solo col fuoco del camino in cucina. Hai presente quello che provi quando esci dalla tua casa calda in inverno per andare a lavoro?

Le stesse cose le provavo io quando passavo dalla cucina al corridoio! Hai presente quello che potresti provare se per caso mentre sta nevicando improvvisamente dovessi togliersi il cappotto per strada? Quella era la mia sensazione quando mi spogliavo in camera da letto per andare a dormire! Però non potrai mai immaginare quello che si prova a entrare infreddolito nel letto scaldato con uno scaldaletto artigianale in legno (che in dialetto chiamavamo "lu prete") con al suo interno un contenitore in terracotta con dentro la brace (che in dialetto chiamavamo "la monaca"), FANTASTICO! Alla sera non vedevo l'ora di andare a dormire per provare questa sensazione! Se non lo hai davvero provato non puoi capirlo. Il gas per cucinare proveniva dalle bombole che compravamo in un negozietto dove c'era di tutto un po'. Per risparmiare mia madre in inverno, visto che il camino era sempre acceso, cuoceva la pasta sul fuoco utilizzando un pentolone che appendeva su una catena attaccata alla cappa oppure cuoceva la carne arrosto proveniente dal nostro allevamento dentro la stufa a legna. Il suo profumo inebriava tutta la casa! L'acqua calda per lavarsi proveniva solo dalla caldaia del camino perché non avevamo nemmeno lo scaldabagno, per esempio prima di farmi la doccia in estate dovevo accendere il fuoco per scaldarla un po'.

Pensate a quando di giorno tornavo a casa dopo aver lavorato, magari accaldato e sudato, dovevo prima passare a prendere la legna nel cortile e poi accendere il fuoco per scaldare un po' l'acqua per la doccia. Non auguro a nessuno di provare queste sensazioni. Nei periodi estivi in cui pioveva poco, l'acqua potabile proveniente dalle condutture del consorzio idrico scarseggiava, nell'entroterra fermano dove è situato Ortezzano, tutte le notti veniva sospesa l'erogazione per preservare le riserve e permettere ai turisti e agli abitanti nella zona costiera di Porto San Giorgio e altri paesi limitrofi di poterne usufruire 24 ore su 24. Immaginate i disagi per chi come noi aveva anche allevamenti di animali. Non avevamo il telefono a casa e quando ero militare, a diciannove anni, se desideravo sentire la mia famiglia potevo parlare solo con mio padre e solo quando la sera andava all'unico bar del paese.

Oppure quando conoscevo qualche ragazza e volevamo rivederci fissavamo lì al momento l'appuntamento successivo con luogo, data e ora ben precisi. Molto spesso gli appuntamenti erano per la settimana successiva, stesso luogo stessa ora, per esempio a passeggio sul lungomare a Porto san Giorgio, oppure nelle feste di paese. A volte mi capitava che quando rivedevo una ragazza la settimana successiva, se, per esempio, l'avevo conosciuta di sera, non me la ricordavo bene e facevo fatica a riconoscerla. Anzi, a volte non la riconoscevo proprio e non facevo proprio una bella figura!

Già sin da bambino davo ai miei una mano a lavorare in campagna sia nel pomeriggio dopo la scuola sia i sabati e le domeniche. Da qui ho sviluppato la qualità di saper fare sacrifici anche controvoglia, ma necessari a raggiungere gli obiettivi.

A quattordici anni, dopo l'esame di licenza media, visto che a casa servivano i soldi per costruirci la nuova casa, scelsi di non continuare gli studi per andare a fare l'apprendista in una fabbrica di scarpe. Come al solito in ogni situazione ci sono pro e contro.

La cosa più bella era che quando uscivo con gli amici, di cui la maggior parte erano studenti, mi compravo sempre ciò che volevo perché io guadagnavo mentre gli amici che studiavano, avendo carenza di soldi, a volte rinunciavano. Mi ricordo come fosse ieri che quando ero al punto di ritrovo con i miei amici, il bar Vittoria di Ortezzano, e decidevo di comprarmi un gelato prendevo sempre quello più grande che c'era, invece, nessuno dei miei amici mi imitava. La cosa più brutta invece era vedere i miei amici passare il sabato pomeriggio in sella ai loro motorini e andare a divertirsi in qualche paese limitrofo dove li aspettavano altri amici e amiche, mentre io ero in mezzo ai campi a lavorare.

Infatti, il sabato uscivo solo la sera; la domenica pomeriggio uscivo appena dopo pranzo ma al tramonto dovevo rientrare a casa per aiutare mio padre a custodire gli animali dei nostri allevamenti. Una volta finito il lavoro uscivo di nuovo. Pensate un po' che belle domeniche passavo!

Ho stravolto e rivoltato come un calzino la mia vita dopo i quarant'anni. La molla scatenante è stata la fine del mio matrimonio arrivatami come un fulmine a ciel sereno.

Infatti, successivamente, riflettendo su questo episodio ho cominciato a cercare di capire per quale motivo mi fosse capitata una cosa del genere. Ho cominciato a scavare dentro me stesso e di conseguenza a guardare il mondo da un altro punto di vista.

Mi sono messo in discussione e riflettendo ho pensato che sicuramente avevo sbagliato qualcosa perché quando una coppia litiga secondo me la responsabilità è sempre al 50% anche se a volte non ci appare in modo chiaro, ma scavando dentro noi stessi, sicuramente troviamo la parte di responsabilità diretta.

Leggendo molti libri negli anni a seguire mi sono arrivate le risposte alle domande che mi ponevo e più mi facevo domande e più mi arrivavano le risposte nei modi più disparati, oltre che nei libri anche guardando un film al cinema o alla televisione, oppure incontrando qualcuno che mi parlava proprio di quell'argomento. A volte erano risposte confermate da riscontri oggettivi, a volte non erano certificabili ma plausibili.

Sono sempre stato molto curioso di scoprire nuove emozioni e fare nuove esperienze, infatti, avevo cambiato lavoro già quattro volte. Sono state tutte belle esperienze che mi hanno permesso di conoscermi meglio e di capire ciò che avrei voluto e ciò che non avrei voluto dalla mia vita.

Sono curioso e sempre aperto alle novità che mi arrivano, questo mi ha portato negli anni successivi a conoscere altri luoghi oltre al mio "orto" ed essendo molto appassionato di viaggi in giro per il mondo, ho visitato diversi paesi nei vari continenti tranne l'Oceania. In questi viaggi non facevo solo il turista ma cercavo di vivere e mangiare il più possibile seguendo la cultura indigena. Mi ricordo che una volta a Bangkok in un chioschetto per strada mangiai le cavallette fritte. La sensazione che provai nel metterle in bocca e il sapore non mi fu nuova, assomigliavano molto a quelle nostre fritture miste di pesce azzurro, che in dialetto chiamiamo "papalina".

Durante questi viaggi mi sono immedesimato nel modo di vivere locale e ho capito che forse il modello di vita occidentale, che tra l'altro qualcuno cerca di imporre a tutto il mondo, non è per niente il migliore di tutti. Ho capito che la ricerca spasmodica di accumulare denaro non è direttamente proporzionale alla felicità, anzi, addirittura molto spesso è anche l'opposto. Ho imparato che nei paesi occidentali le cose superflue sono diventate necessarie quindi magari facciamo grandi sacrifici per comprarci cose che vanno di moda ma in realtà nemmeno ci servono! Nei paesi cosiddetti "poveri" lo stress mentale non esiste, quindi si vive benissimo da questo punto di vista, è vero che mancano alcune comodità ma il prezzo che bisogna pagare per ottenerle a volte è troppo alto e non ne vale la pena. Secondo la scienza, oggi la maggior parte delle malattie sono psicosomatiche, anche secondo me una delle cause principali dei mali dell'Occidente è proprio lo stress.

Rende benissimo l'idea la frase del Dalai Lama che in un suo libro scrisse più o meno questo concetto: "Quello che mi sorprende degli uomini occidentali è che perdono la salute per fare i soldi poi perdono i soldi per recuperare la salute."

A un certo punto del mio percorso, intorno ai quarantatré anni di età ebbi una crisi di identità, la filosofia classica di vita con cui avevo vissuto fino ad allora e che tra l'altro non mi era mai tanto piaciuta, non mi apparteneva più, mentre la nuova filosofia fatta di pensiero positivo, di credere in sé stessi e che tutto possiamo ottenere purché ci crediamo e lo vogliamo veramente, non dava i suoi frutti. Alla sera quando tornavo a casa dal lavoro ero sfinito mentalmente e fisicamente, avevo proprio la nausea della vita che stavo conducendo. Ho passato notti insonni cercando soluzioni.

Non sapevo più che pesci prendere, ero disorientato e vivevo giornate così pesanti psicologicamente che quando andavo a dormire la sera, a volte desideravo proprio di non svegliarmi la mattina! Oggi considero una fortuna che non sia successo, questo periodo è durato circa quattro anni e vi posso assicurare che sono stati anni durissimi in cui ho tenuto duro pensando sempre di aver fatto la scelta giusta e che un giorno avrei raccolto i frutti di quello che avevo seminato e sarei stato ripagato per tutta quella sofferenza. E COSÌ È STATO! NON

IMMAGINAVO NEMMENO LONTANAMENTE CHE UN GIORNO AVREI POTUTO RAGGIUNGERE UN SIMILE STATO DI BENESSERE PSICOFISICO!

Se per iniziare tu mettessi in pratica costantemente anche solo tre consigli fra tutti quelli che ho raccolto in questo libro, ti posso assicurare che entro un anno potresti raggiungere uno stato di benessere simile al mio che ti posso descrivere con un solo aggettivo: FANTASTICO!

Le anime che vivono più vicine a me ve lo possono confermare.

Riassumendo:

Proseguendo nella lettura di questo libro verrai a conoscenza di quelle scoperte della scienza di cui abbiamo già accennato e che sicuramente faranno la differenza nella tua vita.

Prenderai consapevolezza che il mondo sta andando in questa direzione perché molto probabilmente qualcuno si sta impegnando fortemente affinché ciò accada.

Ti sarà chiara una volta per tutte la diatriba sul perché la carne non sia proprio il massimo del cibo a tua disposizione.

Potrai tu stesso fare una valutazione sul perché sarebbe preferibile mangiare cibi crudi il più possibile anziché cotti.

Capirai l'importanza di bere acqua usando solo alcuni semplici accorgimenti.

ALCUNI DEI BENEFICI PSICOFISICI CHE SICURAMENTE AVRAI METTENDO IN PRATICA I CONSIGLI CHE TROVERAI CONTINUANDO A LEGGERE SONO:

- Migliore brillantezza mentale
- Migliore brillantezza fisica
- Miglioramento della tua salute psicologica
- Miglioramento della tua salute fisica
- Raggiungimento del tuo peso forma

ESSI SONO:

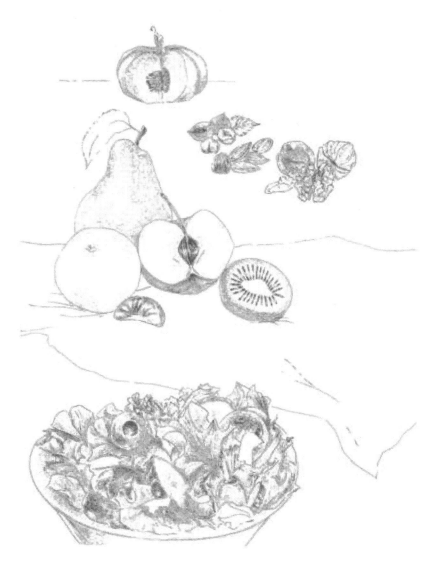

Mangiando in questo modo sicuramente ti sazierai più in fretta, sicuramente mangerai meno quantità di quei cibi che prima erano in eccesso, sicuramente risparmierai soldi perché comprerai meno cibi di quella tipologia che in genere sono più costosi.

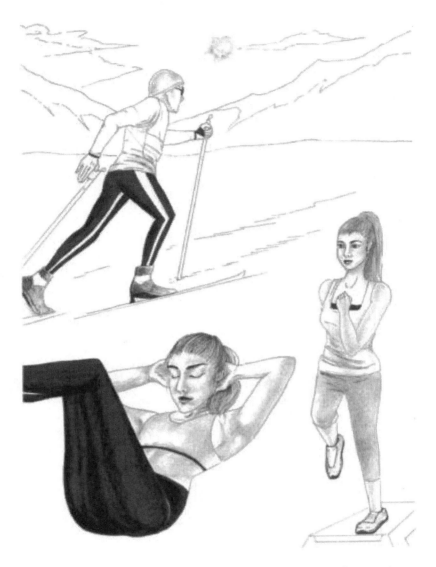

Lo sport mattutino a digiuno ti aiuterà a svegliarti meglio e a rimettere subito in circolo quell'energia e quella carica di cui hai bisogno per affrontare la giornata al meglio, il corpo brucerà le riserve delle calorie in eccesso che hai immagazzinato soprattutto sulla pancia e sui fianchi, aumenterà la resistenza alla fatica per cui alla sera ti sentirai meglio e più energico del solito.

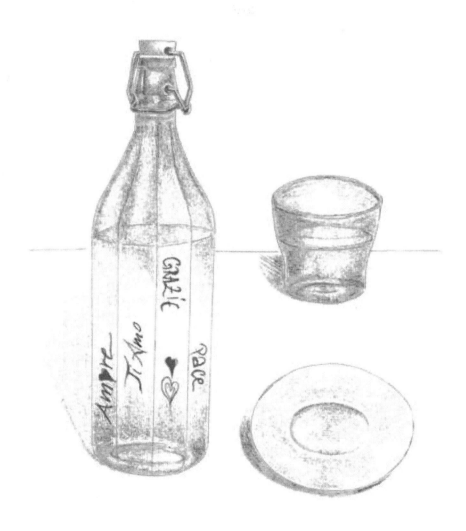

Il digiuno fa in modo che il tuo apparato digerente si svuoti e si riposi dal sovraccarico di lavoro che con la normale alimentazione deve sopportare, costringe il tuo corpo a consumare le scorte accumulate nelle parti adipose che hai sparse un po' dappertutto, scatena dentro di sé una serie di reazioni chimiche che fa morire le cellule malate e ne genera di nuove e sane.

VIVI SANO CON GIULIANO

Quando parliamo di alimentazione corretta in genere intendiamo quella che ci darebbe la quantità di nutrienti equilibrati corrispondenti al nostro fabbisogno giornaliero attraverso l'assunzione di cibi.

La scienza alimentare moderna, nella maggior parte dei casi, valuta i cibi funzionali al nostro corpo utilizzando esclusivamente il parametro dell'apporto di calorie, carboidrati, proteine e grassi.

La scienza ufficiale ci insegna che quando un cibo viene ingerito, viene masticato prima nella bocca, poi scomposto nei suoi elementi fondamentali nello stomaco attraverso una serie di reazioni chimiche e quindi assorbito dall'organismo.

Durante questa serie di complesse trasformazioni, subisce, a opera dell'ossigeno, un'ulteriore trasformazione chimica (ossidazione) che produce calore, come se l'organismo "bruciasse" in tanti piccoli fuochi i cibi che abbiamo mangiato.

Il calore (energia termica o calorie), che ogni alimento è in grado di produrre, può essere misurato con una speciale apparecchiatura di laboratorio.

Il risultato di questa trasformazione viene espressa in "calorie".

Il concetto di caloria è però incompleto perché questa misura, non prende in considerazione l'energia che il corpo deve utilizzare per digerire e assimilare gli alimenti che abbiamo mangiato. Infatti, un alimento una volta introdotto nel nostro corpo, si trova in un ambiente molto diverso da quello in cui viene "bruciato" in laboratorio per valutarne le calorie. È stato riscontrato che certi alimenti (es. carne) costringono il corpo a un grande dispendio di energia per essere digeriti.

Ci è stato insegnato che questa tipologia di alimento accresce l'energia corporea, mentre secondo nuove scoperte da parte della scienza è vero tutto il contrario: terminati i processi digestivi e assimilativi, il corpo si ritrova con le riserve energetiche diminuite perché per digerirlo ha utilizzato più energie di quelle che ha incamerato.

La dieta iperproteica a base di carne ne è un esempio.

Infatti, tante proteine di tipo animale, oltre a farci consumare tante calorie per digerirle, provocano una grande quantità di scorie azotate, che sottopongono i reni e il fegato a un superlavoro per poi eliminarle attraverso le urine.

Quindi, se guardiamo le cose da questo nuovo punto di vista, ci accorgiamo di come molte credenze su quante calorie siano necessarie per questo o quell'individuo non siano del tutto veritiere.

Questa verifica è stata fatta misurando il flusso di energia nervosa che il corpo emana, sia prima che dopo i pasti, composti da tutti i vari tipi di alimenti.

Nel 2015 decisi di sperimentare questo punto di vista della scienza che fino ad allora mi era sconosciuto. La mia alimentazione quotidiana mediamente era composta da una colazione con cornetto e cappuccino e pasti principali che comprendevano primo, secondo, contorno e frutta. Le proteine in quei pasti principali, il pranzo e la cena, venivamo o da circa 200 grammi di carne o da circa 200 grammi di pesce o da circa 200 grammi di formaggi. I risultati erano che il mio peso di 67 kg era buono rispetto alla mia altezza che è di 169 centimetri, ma avevo difficoltà di digestione e soprattutto mi veniva il classico "abbiocco", sia dopo pranzo che dopo cena. Quindi mi imposi un periodo di sei mesi senza mangiare né carne e né pesce, aumentando il consumo di frutta, di verdura, di formaggi e di uova ed effettivamente, con mia grande sorpresa, la digestione e lo stato di sonnolenza dopo i pasti migliorarono.

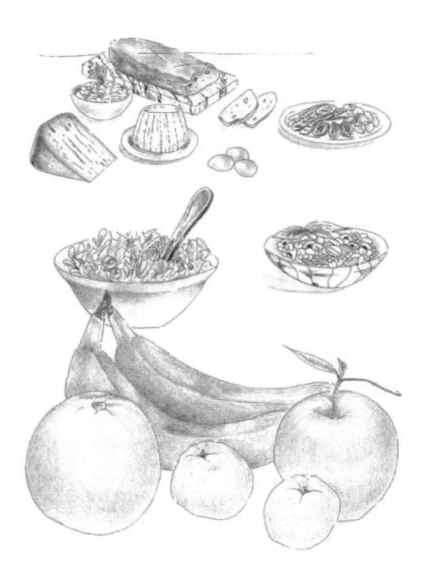

ROTAZIONE DEI CIBI

L'alimentazione fornisce il nutrimento necessario alle nostre cellule per un normale funzionamento e provvede anche a una parte del nutrimento delle centrali energetiche cellulari del nostro corpo (i mitocondri).

Alimentarsi nel modo giusto è quindi il presupposto principale per mantenere un buono stato di salute e per garantire la maggiore efficienza possibile al nostro organismo.

Un'alimentazione sana ed equilibrata necessita di un apporto energetico adeguato al proprio consumo di calorie e prevede diverse tipologie di cibi, affinché possano assicurare al nostro corpo tutti i nutrienti essenziali per il suo funzionamento.

I vantaggi sono diversi: eliminare meglio le tossine, ostacolare l'accumulo di alcuni tipi di nutrienti intollerabili per nostro corpo o comunque in grado di sviluppare qualche intolleranza, l'opportunità di usufruire dell'ampia varietà di cibi che la natura ci offre e di gustarne la fragranza.

Le nostre abitudini alimentari sono da migliorare. Compriamo e cuciniamo spesso gli stessi cibi, che si ripropongono settimanalmente, mensilmente e a volte anche tutto l'anno, mentre invece dovremmo mangiare più cibi freschi e di stagione.

Questa assunzione ripetitiva degli stessi cibi può provocare diversi disturbi: stanchezza e cali di energie, mal di testa, svogliatezza e difficoltà di concentrazione, scarsa attenzione durante lo studio o il lavoro, allergie e intolleranze alimentari, problemi dermatologici e intestinali, infiammazione dei muscoli e delle articolazioni.

Quando ero piccolo mi ricordo che mio padre, che era un agricoltore, aveva suddiviso tutto il terreno che lavorava in cinque parti e in ogni annata seminava cinque culture diverse; esse principalmente erano orzo, grano, mais, e barbabietole da zucchero.

Almeno un quinto di questo terreno veniva seminato a erba medica e ci rimaneva per tre anni. Questa tecnica aveva un duplice scopo, quello di produrre foraggio per l'allevamento di animali che avevamo e quello di permettere il riequilibrio dell'ecosistema della natura.

Mio padre aveva ereditato questo metodo da mio nonno e comunque tutti i contadini a quell'epoca lo adottavano.

Un'alimentazione corretta quindi prevede l'assunzione di una categoria di cibo ogni cinque giorni o almeno ogni cinque pasti; in questo modo ostacoliamo la formazione di radicali liberi nel nostro corpo che è la causa principale dell'invecchiamento delle nostre cellule e delle infiammazioni.

Attenzione però a non confondervi! Ad esempio, per categoria di cibo "cereali" non intendo un giorno mangiamo penne, un giorno mangiamo spaghetti, un giorno mangiamo rigatoni, un giorno mangiamo tortiglioni ecc. ecc., bensì un giorno pasta di grano, un giorno riso, un giorno farro, un giorno patate, un giorno miglio, un giorno avena ecc. ecc.

Noi, per alcuni aspetti della nostra vita, dobbiamo tornare alle vecchie e sagge tradizioni, e questa ne è una che sarebbe sicuramente funzionale per la nostra salute se la applicassimo all'alimentazione che stiamo adottando.

Oltre alla rotazione degli alimenti, sarebbe utile praticare una giornata di digiuno dal cibo ma bevendo molta acqua.

Il digiuno sul nostro corpo sarebbe perfetto, lo possiamo tranquillamente paragonare al periodo di semina del foraggio nei campi che ha lo scopo di ristabilire l'equilibrio.

Si consiglia, inoltre, di utilizzare cibi con proprietà anti infiammatorie, tipo alcune spezie ricche di virtù, come la curcuma e lo zenzero, che contengono numerosi componenti nutrizionali efficaci contro l'infiammazione e l'invecchiamento delle cellule.

La frutta e verdura sono le uniche categorie di alimenti che non hanno bisogno di rotazione e se ne possono mangiare a volontà.

Il dott. Attilio Speciani, uno dei medici più esperti e affermati in Italia nella medicina naturale, insieme al suo team ha addirittura elaborato una dieta di rotazione.

Il dott. Speciani è anche un grande esperto nelle aree dell'allergologia e dell'immunologia.

Queste specifiche competenze lo hanno portato a elaborare una dieta basata sul guarire le infiammazioni grazie alla riduzione di allergenici contenuti in certi alimenti.

Come probabilmente saprai, gli allergeni alimentari, se inseriti in quantità e frequenza, predispongono l'organismo a una reazione allergica che provoca infiammazioni.

A volte le grandi quantità di cibo sbagliato che mangiamo possono far sviluppare infiammazioni di varia natura in alcune parti del nostro corpo.

Altre volte delle piccole quantità di cibo che ingeriamo, ma con una frequenza eccessiva non tollerata dal corpo, fanno in modo che alcune piccole infiammazioni restino sempre vive e a lungo andare ci possono provocare gravi danni in vari organi del corpo.

La dieta di rotazione è molto funzionale sia per prevenire che per curare molte infiammazioni che potrebbero sorgere nel nostro corpo.

I quattro alimenti con maggiore potenziale allergico, dovuto anche al grande utilizzo che ne facciamo, sono i seguenti:

– Lieviti (e tutti i prodotti sottoposti a lievitazione)

– Farine raffinate di frumento

– Oli cotti (Tutti gli oli sottoposti alla cottura modificano la propria struttura chimica e si trasformano in qualcosa che all'organismo fa male. Questo non accade invece per gli oli crudi).

– Nickel (alimenti che ne contengono)

La lista degli alimenti che contengono nickel è molto nutrita:

- Cacao e cioccolato.
- Farina d'avena, farina di mais, farina integrale.
- Noci, mandorle.
- Legumi freschi e secchi.
- Rabarbaro, cipolle, spinaci, asparagi, pomodori.
- Margarina.
- Pere.

Se hai dei dubbi sul fatto che potresti essere intollerante al nickel o esserne allergico puoi rivolgerti a una qualsiasi farmacia per fare un test.

Il problema delle intolleranze alimentari è da tenere in grande considerazione se si vuole mantenere in salute e vigore il proprio corpo.

Infatti sono infinitamente vari i sintomi causati da un'intolleranza alimentare e spesso è difficile fare un collegamento diretto fra cause ed effetto.

L'alimentazione con rotazione dei cibi, a differenza dell'alimentazione che tende a eliminare i cibi non funzionali al nostro corpo, ha lo scopo di ristabilire il sano rapporto biochimico tra tutti gli alimenti. Grazie alla rotazione graduale e controllata di tutti i cibi si evita così l'eliminazione completa per un tempo indeterminato di quegli alimenti che in teoria sono responsabili di alcune disfunzioni nel nostro corpo ma in realtà sono cibi che potrebbero apportare nutrienti funzionali alla nostra salute.

Restano alcuni dubbi importanti, ma superabili, riguardo a questo approccio:

1. Che senso ha ruotare solo gli alimenti come i lieviti, gli oli cotti e il nickel per poi mantenere invariati i consumi di altri comunissimi allergeni come le uova e i latticini?

Allora si dovranno ridurre anche le uova, il latte e i formaggi, che oltre al loro ben noto potenziale allergenico (statisticamente diffuso) portano con sé anche altri problemi legati alla loro capacità: l'aterosclerosi e i tumori.

2. Che senso ha concentrarsi sull'infiammazione da cibo per poi concedere ampiamente accesso a un'alimentazione basata sulla carne ed altri prodotti di origine animale?

Ormai abbiamo così tante e solide prove dell'impatto devastante che la carne e gli altri alimenti di origine animale hanno sulla salute e sul potenziale di longevità dell'uomo che non basta promuovere questo tipo di alimentazione.

E che motivo si fornisce per motivare l'uso di carne, uova e latticini?

La solita teoria dell'uomo paleolitico.

A mio parere, sicuramente qualche beneficio si può ricavare dalla "paleo dieta", adottandone il non uso di alimenti raffinati e zuccheri, a vantaggio di verdure, frutta, frutta secca e legumi.

In realtà nella versione originale della paleo dieta i legumi non sono permessi, ma diverse volte vengono comunque inseriti, forse perché i legumi sono molto presenti nel regime alimentare dei popoli più longevi del pianeta.

Secondo me la dieta di rotazione è estremamente interessante, sicuramente da sperimentare e sicuramente da applicare anche a tutti i tipi di alimenti che noi utilizziamo, esclusa frutta e verdura che non ne hanno bisogno. Io applico sempre questo principio e ad oggi non ho nessun episodio di allergie o infiammazioni nel mio corpo.

I CARBOIDRATI

IL CARBURANTE DEL NOSTRO CORPO

I carboidrati, detti anche glucidi (dal greco "glucos" = dolce) sono sostanze formate da carbonio e acqua e sono contenuti principalmente negli alimenti di origine vegetale. Il ruolo dei carboidrati è quello di fornire energia al nostro corpo per svolgere tutte le attività quotidiane e supportare le funzioni biologiche.

Essi rappresentano la nostra fonte energetica principale soprattutto durante l'attività fisica intensa.

Il fabbisogno di carboidrati nella nostra alimentazione giornaliera varia a seconda del tenore di vita dell'individuo, sedentaria o sportiva.

I carboidrati si suddividono in due categorie: semplici e complessi.

Carboidrati semplici:

alcuni tipi di frutta, alcuni tipi di verdura, zucchero classico (saccarosio), dolcificanti naturali quali miele, fruttosio, agave, ecc.

Si digeriscono ed entrano in circolo nel sangue velocemente ma il loro effetto ha breve durata.

Carboidrati complessi:

Alcuni tipi di verdura, cereali, pane, pasta, patate, riso.

I carboidrati complessi sono ridotti in glucosio lentamente perché richiedono un lavoro digestivo più impegnativo, forniscono così un flusso costante di energia graduale per tutta la giornata.

Essi sono rappresentati essenzialmente dall'amido che è presente soprattutto nei cereali, nelle patate ma anche nei legumi secchi, e dalla fibra alimentare che troviamo negli ortaggi nella frutta e nei legumi freschi. Le fibre non vengono digerite dal nostro apparato ma hanno la funzione di facilitare il transito intestinale e il raggiungimento del senso di sazietà. Inoltre, hanno il compito di regolare l'assorbimento dell'amido e di alcuni nutrienti, contribuendo al controllo della glicemia, del colesterolo e dei trigliceridi nel sangue.

Non è proprio corretto sostenere che i carboidrati facciano ingrassare, l'importante è che la quantità non superi il fabbisogno calorico giornaliero del soggetto e che non si abusi di condimenti grassi. La dieta mediterranea per esempio, prevede una quota di carboidrati (semplici e complessi) pari a 50-55% del fabbisogno giornaliero. Di questi, la maggior parte deve essere rappresentata dai carboidrati complessi. Ovviamente mangiare qualunque cibo in quantità eccessive può farti aumentare di peso, soprattutto se mangi una montagna di carboidrati raffinati e lavorati industrialmente, anche se totalmente privi di nutrienti.

Quello che conta di più è la salubrità del cibo, infatti, dovremmo nutrirci di frutta e verdura possibilmente bio, preferibilmente da filiera corta così, mangeremo un prodotto maturato al sole, fresco, gustoso e con il massimo delle proprietà nutrienti.

La frutta e la verdura prodotte distanti dalla zona di consumo, vengono raccolte non ancora mature perché comunque continueranno il loro processo di maturazione nei giorni seguenti lungo la strada della distribuzione. Molte volte vengono anche trattate con prodotti chimici per migliorarne la conservabilità, la freschezza e l'aspetto. Idem per i farinacei, una pasta o un pane fatto con farina di grani antichi (solina, jervicella, senatore cappelli, verna, timilìa, russello, risciola, saragolla, gentilrosso, frassineto, miscuglio ceccarelli, grano monococco, castelvetrano, ecc., non modificati geneticamente come i tradizionali) macinata a pietra da un piccolo mulino ha tutte le proprietà che la natura gli conferisce. Invece, il prodotto proveniente da una grande industria alimentare, la maggior parte delle volte è fatto utilizzando grani esteri a cui viene tolta prima la parte interna che è la più ricca di proprietà per utilizzarla in altre preparazioni. Questi grani hanno viaggiato per molti giorni sulle stive delle navi dove vengono utilizzati dei prodotti chimici antimuffa per far sì che in carenza di ossigeno non si deteriorino. Nonostante i conservanti chimici, dentro la stiva della nave succede lo stesso che il grano si surriscaldi e di conseguenza si sviluppino funghi tossici e vermi che poi diventano farfalle (come a volte succede anche con le farine o la pasta che abbiamo in casa). A quel punto tutto il carico ne risulta compromesso e inutilizzabile e pertanto dovrebbe essere distrutto, con ingente perdita economica per il proprietario. Tuttavia girano voci che questo non succeda. Avvalendosi infatti della complicità di chi avrebbe il compito di controllare l'integrità di quel carico, lo sdoganamento avviene ugualmente come niente fosse. Sempre secondo queste voci, la legge che permette alle industrie l'utilizzo di farine di insetti con la scusa dell'arricchimento proteico in realtà serve solo a rendere legali queste truffe a danno della salute dei consumatori e sollevare dalle responsabilità chi le attua.

Poi c'è da considerare il fatto che in paesi esteri come Stati Uniti, Canada e Russia, che sono i più grandi produttori al mondo di grano, per questo tipo di coltivazioni prevedono delle leggi meno restrittive rispetto all'Italia sull'uso di prodotti chimici. A voi le considerazioni. Attualmente sto mangiando quasi esclusivamente pasta o pane di grani locali o grani antichi bio di piccole aziende della mia zona che costano il triplo di quelle industriali ma avendo moltissime proprietà in più saziano prima, quindi ho bisogno di mangiarne in quantità molto minore.

GLI ZUCCHERI

L'ASSUNZIONE DI ZUCCHERI FA MALE AL NOSTRO CORPO?

Sostanzialmente gli zuccheri sono i carboidrati scomposti e trasformati dalla nostra digestione.

Dopo essere stati trasformati in glucosio, gli zuccheri vanno incontro a tre diversi processi metabolici:

- possono essere utilizzati dalle cellule per produrre energia,
- possono essere immagazzinati nelle riserve epatiche e muscolari sotto forma di glicogeno,
- nel caso le scorte di glicogeno siano sature, possono essere trasformati in grasso e immagazzinati in quanto tali.

Gli zuccheri sono presenti naturalmente in alcuni alimenti (principalmente la frutta), li possiamo trovare anche sotto una forma raffinata (saccarosio), che utilizziamo per dolcificare altri alimenti che ne sono privi oppure li troviamo incorporati in altri tipi di cibi e bevande (saccarosio, sciroppo di glucosio a contenuto variabile di fruttosio) e servono ad aumentarne la gradevolezza.

Questi zuccheri sono assorbiti in maniera rapida dall'organismo: non richiedono attività digestive, in quanto non hanno bisogno di essere scomposti; in altre parole, forniscono "energia pronta".

L'eccesso, che porta a un aumento della glicemia, costringe il pancreas ad aumentare la produzione di insulina che potrebbe sfociare in diabete.

Purtroppo negli ultimi anni l'industria alimentare abusa di questo alimento servendosene per rendere più gradevoli i propri cibi che altrimenti non lo sarebbero affatto. Quindi un eccesso di alimentazione di tipo industriale porta all'assunzione di un eccesso di zuccheri. Oggi la maggior parte degli individui, per svariati fattori, ricorre sempre di più a questa tipologia di cibi e la conseguenza di questo atteggiamento è che la popolazione sta diventando sempre più obesa, soprattutto i bambini e i ragazzi che consumano molte bibite gassate, merendine esnack industriali.

Negli ultimi anni sono comparsi sul mercato molti dolcificanti naturali, il miele, lo zucchero integrale di canna, il fruttosio, lo sciroppo d'agave o d'orzo o riso o mais, la melassa, la stevia, ecc.

e questo migliora sicuramente la situazione ma non la risolve, comunque è un segnale positivo.

In molti stanno prendendo coscienza del fatto che non si può più andare avanti così, che la salute psicofisica deve essere messa al primo posto. In tutti i negozi e supermercati la richiesta di cibi genuini sta crescendo, in tutte le palestre sono in aumento corsi che mirano al benessere olistico e questo ci fa ben sperare. Nella mia alimentazione uso esclusivamente zucchero di canna integrale bio o stevia. La stevia, che è una pianta naturale originaria del Sud America, è uno dei dolcificanti migliori in assoluto, in pratica sono le foglie essiccate di questa pianta ridotte in polvere.

La cosa bella è che volendo ce le possiamo piantare anche nel nostro giardino, o in terrazzo dentro un vaso, preferibilmente in un posto riparato perché soffre il sole troppo forte e il gelo, quindi è fondamentale coprirla in inverno o metterla al chiuso.

Questo dolcificante è perfetto per i diabetici in quanto non influisce sul livello di zuccheri nel sangue e va benissimo per tutti in quanto è praticamente senza calorie. Ha un leggero retrogusto amarognolo e per evitare questo io a volte la uso anche in combinazione con un pizzico di zucchero di canna integrale bio. Utilizzo la stevia in versione concentrata dove 1 grammo di prodotto equivale a 200 grammi di zucchero e questo prodotto si trova nei negozi specializzati, oppure potete usarlo nelle versioni meno concentrate che si possono trovare in quasi tutti i negozi. Il costo è alto ma a mio parere vale la pena fare qualche sacrificio, perché se è vero che cercare di preservare la salute attraverso un'alimentazione artigianale ha un costo importante, è vero anche che la malattia ci costerebbe molto di più! Sono molto goloso di dolci e da quando ho conosciuto la stevia mi faccio tanti dolci in casa utilizzando anche le farine bio, sia di cereali che di legumi. Così facendo posso continuare a godere di uno dei più grandi piaceri della mia vita! Comunque ogni tanto mi faccio un regalo e mangio qualche dolcetto "normale" per esempio quando mi viene regalato, oppure se sono invitato alle feste.

LE PROTEINE

I MATTONI DEL NOSTRO CORPO

Le proteine sono molecole di amminoacidi e nel nostro corpo se ne possono contare fino a venti tipi diversi. Nel corpo si occupano di diverse funzioni: partecipano allo sviluppo e al mantenimento degli organi e dei muscoli, governano il funzionamento dell'organismo: sistema ormonale, trasmissione delle informazioni, immunità, temperatura interna, forniscono energia, ecc., praticamente partecipano a tutti i processi che avvengono all'interno di ogni singola cellula. Nei processi metabolici alcune tipi di proteine possono essere ricavate partendo da altre sostanze, mentre altre tipi di proteine devono essere per forza assunte con l'alimentazione. Un eccesso di assunzione di proteine provoca un affaticamento di tutto il corpo sia per la loro assimilazione sia per il loro smaltimento che avviene attraverso i reni, quindi bisognerebbe mangiarne poche e bere tanta acqua.

Il corpo mediamente necessita di 0,7/0,8 grammi per ogni chilogrammo di peso corporeo.

Gli sportivi, a seconda dello sport praticato, abbisognano di anche oltre 1/1,5 grammi per ogni chilogrammo di peso corporeo.

Inoltre, le proteine contribuiscono al dimagrimento, riducendo l'appetito e assicurando il mantenimento della massa magra (muscoli) a discapito della massa grassa.

I cibi più ricchi di proteine sono: carne, pesce, formaggi, uova, legumi e frutta secca.

Quelle che si digeriscono meglio sono quelle di origine vegetale.

Le diete iperproteiche funzionano bene ma sono sconsigliate per i motivi descritti in precedenza.

La dieta chetogenica che è una delle più famose al mondo, sembra che sia una dieta a base iperproteica, come alcuni erroneamente sostengono, invece da una attenta analisi si evince che ci fa assumere la quantità giusta di proteine, a seconda del nostro stile di vita sportivo o sedentario, ma ci invita a diminuire drasticamente o addirittura a eliminare i carboidrati a favore dei grassi.

Se in questo regime alimentare noi ingeriamo prevalentemente proteine vegetali in quantità consone al nostro stile di vita, va da sé che non si verificherà l'affaticamento del corpo per la digestione e lo smaltimento delle proteine. Di conseguenza l'assunzione abbondante di grassi insaturi (buoni) permette al nostro apparato digerente attraverso una serie di processi metabolici di sopperire a una eventuale carenza di carboidrati convertendo questi grassi buoni in quell'energia di cui abbiamo bisogno perché per fortuna, l'organismo è in grado di ricavare una sostanza di cui ha bisogno in quel momento partendo da un'altra sostanza completamente differente tramite alcune complesse reazioni chimiche.

Anche il ricercatore italiano Valter Longo direttore del Longevity Institute della University of Southern California di Los Angeles nel suo libro "La dieta della longevità" ha confermato dopo vent'anni di ricerche e prendendo spunto dallo stile di vita dei soggetti ultracentenari, che l'alimentazione che ci allunga la vita deve essere composta da un po' di frutta, tanta verdura, pochi carboidrati, niente carne, niente formaggi, poco pesce, legumi, molta frutta secca e semi oleosi, niente dolci. Visto che mi trovavo molto bene con la nuova alimentazione senza né carne né pesce, nel 2016 decisi di togliere tutte le proteine di origine animale quindi smisi di mangiare anche formaggi e uova. Sostituii questi alimenti con legumi e frutta secca, quindi nei miei pasti principali ho inserito ceci, lenticchie, fagioli, fave, piselli, ecc., cotti al vapore o comunque con poca acqua così da essere riassorbita totalmente durante la cottura e questo mi permette di salvare alcune delle proprietà che altrimenti se ne sarebbero andate con l'acqua in eccesso, mentre "sgranocchiavo" la frutta secca (mandorle, nocciole, pistacchi, noci, arachidi ecc.) negli snack lontano dai pasti. Ho preso questa decisione sempre in forma sperimentale dandomi anche qui un periodo di prova di sei mesi.

Qualche tempo dopo un'amica mi disse che a volte mangiava la soia germogliata acquistata al supermercato; in virtù di questo spunto mi sono subito attivato per provare a far germogliare tutti i vari tipi di legumi che stavo utilizzando. Misi subito questi legumi secchi in ammollo per diverse ore e iniziai a cercare ulteriori informazioni in internet, trovando assoluta conferma del loro effetto sull'organismo: si digeriscono infatti facilmente e, una volta che il legume sta germogliando, le sue proprietà nutritive ed energetiche sono tutte amplificate rispetto al legume secco. Uno dei maggiori sostenitori dei germogli è il dott. Michele Riefoli, biologo nutrizionista con laurea magistrale in Scienze della nutrizione umana, chinesiologo, laurea in Scienze motorie, ideatore del metodo ecologia dell'organismo di educazione alla salute naturale e del sistema VegAnic, direttore e docente del master di formazione professionale in nutrizione vegetale integrale per nutrizionisti e operatori della salute e del benessere, membro della società scientifica di nutrizione vegetale (sonve) e del comitato scientifico dell'associazione vegani italiani onlus (assovegan), membro del direttivo nazionale del coordinamento nazionale associazioni e comunità di ricerca etica, interiore e spirituale (conacreis). presidente dell'associazione ottavo senso aps – consapevolezza del benessere.

Questi peraltro è stato membro della delegazione di esperti che ha accompagnato il prof. Colin Campbell al Parlamento Europeo il 31 maggio 2016, nonché ospite di programmi televisivi e radiofonici; tiene corsi e conferenze e partecipa a convegni di livello nazionale e internazionale.

I cereali e i legumi una volta messi a bagno con l'acqua attivano il pro-cesso di germogliazione e le numerose reazioni biochimiche portano le sostanze nutritive a diventare più digeribili. Inoltre, l'idratazione e gli altri cambiamenti rendono il seme più tenero; con l'ammollo e la germogliazione si eliminano le sostanze antinutrizionali eventualmente presenti come per esempio i fitati, e si moltiplicano vitamine e minerali.

I cereali integrali in chicco sono gli unici a conservare il potere di germogliare, perché mantengono una vitalità latente anche da secchi, addirittura per molti anni.

La stessa cosa vale per i legumi solo se interi, essi sono ricchi di proteine e di carboidrati complessi che hanno pochi grassi e spesso sono più digeribili degli stessi legumi cotti. Assunti con regolarità ogni giorno, a uno o entrambi i pasti principali, costituiscono una fonte di proteine di alta qualità, di vitamine e minerali irrinunciabile per un vegano.

Teniamo sempre a mente che essi sono molto presenti nel regime alimentare dei popoli più longevi al mondo.

I legumi germogliati sono complementari ai cereali germogliati e si possono assumere insieme o separatamente fra loro.

I germogli costituiscono veri e propri concentrati di vitamine e minerali; sono indicati in caso di debolezza, stanchezza, deperimento, stress, convalescenza, invecchiamento precoce, stati di demineralizzazione, rachitismo e malattie croniche; contribuiscono, inoltre, a potenziare il sistema immunitario, migliorando le funzionalità epatica e renale e aiutano anche l'organismo a depurarsi da sostanze tossiche e nocive.

Esercitano, poi, diversi effetti benefici sull'apparato digerente convertendo l'amido in glucosio, stimolano l'azione degli enzimi digestivi, rendendo più digeribili quegli alimenti che normalmente sono difficili da digerire, e favoriscono il processo digestivo, poiché il processo di germogliazione determina lo sviluppo di enzimi necessari alla digestione di carboidrati, grassi e proteine.

Questi cibi svolgono anche un'azione analgesica e antinfiammatoria, grazie al buon contenuto di potassio, regolano anche la pressione sanguigna e sono quindi un toccasana per l'apparato cardiovascolare. Altra proprietà è quella di rigenerare le cellule del sangue, grazie alla clorofilla (molecola che aiuta anche a tenere sotto controllo l'anemia, contrastata grazie anche alla presenza di ferro) e i germogli di grano saraceno in maniera specifica sostengono la funzionalità della tiroide.

I germogli non hanno nessuna controindicazione particolare, ma è bene evitare il consumo di germogli di solanacee, in quanto contengono sostanze tossiche quali la licopersicina (nei pomodori), un alcaloide tossico, e la solanina (nelle patate), anch'essa sostanza tossica. I germogli delle leguminose, invece, essendo particolarmente ricchi di fibra, possono dare problemi a chi soffre di colon irritabile.

Attualmente in commercio si possono trovare semi di cereali integrali e legumi che non germogliano, nonostante vengano rispettate le procedure.

In questi casi c'è la possibilità che si tratti di semi sterili ottenuti da un raccolto a partire da ibridi. I semi ibridi sono creati appositamente dalle industrie sementiere biotecnologiche con varie tecniche brevettate (incroci, ibridazioni) per far sì che l'agricoltore non possa accantonare parte del raccolto per la semina l'anno successivo ma debba comprare nuovi semi obbligatoriamente da loro. È una questione di businnes per le grandi industrie e forse un vantaggio economico iniziale per il contadino, vantaggio che col tempo si trasforma nel "ricatto" di dover dipendere ogni anno dai semi dell'industria. Per il consumatore è sempre una "truffa" bella e buona, perché nessuno si accorge che questi cereali o legumi non germogliano, dal momento che il consumo avviene solitamente dopo la cottura, oppure dopo che i processi di lavorazione hanno trasformato i semi in farine.

Quali effetti negativi potrebbero avere sulla salute di chi assume i semi ibridati? Nessuno ne parla, neppure i distributori di alimenti biologici che, forse ignari, si prestano anche loro a questo "gioco". A tutela dei consumatori una legge dovrebbe essere varata per obbligare i produttori a dichiarare in etichetta se si tratta di semi naturali con alto potere di germinazione per il consumo umano, o viceversa di semi ibridi e quindi sterili. In base alla mia esperienza il tipo di alimentazione che ci propone il professor Longo è molto valida, io mi sto alimentando proprio con molta frutta, molta verdura, poco pane e poca pasta (fatti entrambi con farine di grani antichi bio) insieme ai legumi germogliati, frutta secca, dolci fatti in casa sempre con farine di grani antichi bio e dolcificanti naturali, con latte vegetale, senza uova e senza lievito. Alcuni studi affermano che per assimilare le proteine dei legumi bisogna mangiarle mischiate insieme ai farinacei. Altri studi affermano che i legumi non andrebbero mangiati insieme ai farinacei perché provocano i gonfiori allo stomaco. L'unica via è sperimentarlo su noi stessi. La mia esperienza dice che comunque mangiare un po' di legumi tutti i giorni o quasi e a volte anche due volte a giorno, riduce di molto il gonfiore allo stomaco e i fenomeni di meteorismo. Va comunque sottolineato che i problemi di stomaco gonfio e di meteorismo sono dovuti non solo ai legumi che mangiamo ma anche ad altri fattori e i primi fra tutti sono l'ansia, lo stress e le negatività assorbite. Consiglio sempre a tutti di sperimentare su di sé ciò che la scienza ci dice e poi applicare quello che più ci dà benessere.

Altri studi sostengono che per una perfetta digestione non dobbiamo mischiare cibi di categorie diverse, e mangiare a ogni pasto una sola tipologia di cibo, per esempio, se mangiamo farinacei, non mischiamo con altri carboidrati quali il riso o le patate e tantomeno con le proteine di tutti i tipi. Se mangiamo proteine, mangiamole singolarmente: o solo formaggi, o solo pesce o solo carne. Tutti questi cibi possono essere abbinati con le verdure e ancora meglio se queste verdure le mangiamo crude e prima. La frutta sempre lontano dai pasti.

Mangiando in questo modo faciliterete di molto la vostra digestione quindi vi sentirete più leggeri, più brillanti e non avrete il classico "abbiocco" dopo i pasti.

Sperimentando queste indicazioni sto riscontrando effetti positivi sia a livello fisico che psicologico e quelle anime che mi devono "sopportare" tutti i giorni se ne sono piacevolmente accorte! Sicuramente le mie sperimentazioni continueranno ancora perché nella mia vita voglio essere sempre il più possibile in perfetta salute psicofisica.

I GRASSI?

Se pensate che i grassi vi facciano ingrassare avete le idee un po' confuse sull'importanza di questi macronutrienti.

I grassi (lipidi) assolvono nell'organismo umano molte e importanti funzioni:

funzione energetica e termica, assorbimento intestinale delle vitamine, importanti funzioni cellulari, proteggono organi interni e pelle, funzioni ormonali e regolatorie, ecc.

Danno un contributo calorico importante e forniscono energie utili al nostro organismo, energie che vengono depositate sotto forma di trigliceridi nel tessuto adiposo.

L'apporto quotidiano dovrebbe contenere circa il 25/30% di grassi, nel caso la vostra alimentazione quotidiana ve ne apporti una quantità maggiore, va bene lo stesso, purché siano grassi buoni (vegetali), perché il nostro corpo attraverso dei processi metabolici ci permette di utilizzare questi grassi come carburante principale!

Infatti, non sempre il nostro corpo utilizza il glucosio come fonte di energia, a volte, a seconda dello stile di vita o dello sport praticato, il nostro metabolismo attinge dalle scorte di grassi.

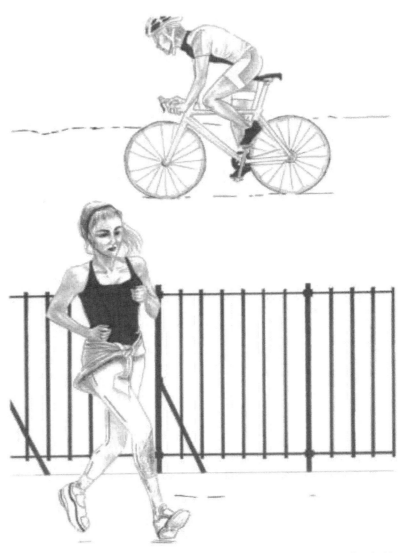

Negli sport di potenza (body building, ginnastica, alcune discipline dell'atletica, ecc.) noi utilizziamo i carboidrati come fonte energetica.

Negli sport di resistenza (maratona, ciclismo, nuoto, ecc.) bruciamo di più le scorte di grassi.

Poi bisogna puntualizzare che un conto è quello che si brucia durante l'allenamento, un altro è quello che si brucia nelle ore successive, per esempio allenamenti come il crossfit (serie di movimenti che cambiano costantemente ed eseguiti ad alta intensità) attingono prevalentemente al glucosio (zuccheri) durante il loro svolgimento, ma permettono di bruciare più grassi nelle 24/48 ore successive. La corsa invece brucia più grassi durante il suo svolgimento ma incide molto meno sul metabolismo a riposo.

La vita sedentaria e un'alimentazione giornaliera povera di calorie ma fatta di "pilluccamenti" continui, riduce la capacità del nostro corpo di bruciare grassi. Per questo motivo è importante fare pasti regolari, e cercare di muoversi durante tutto l'arco della giornata. Ricordiamoci che è molto importante fare sport, ma non dimentichiamo che se facciamo sport tre o quattro volte a settimana, ma poi nel resto del tempo non facciamo nulla e stiamo sempre seduti, il nostro metabolismo si impigrisce.

I migliori grassi sono quelli di origine vegetale cioè quelli contenuti nei semi oleosi e nella frutta secca ma primo su tutti l'olio extra vergine di oliva estratto a freddo.

Con due semplici accorgimenti potete tranquillamente gestire al meglio questo aspetto.

Il primo,
è quello di cercare di consumare più grassi di quelli che mangiate e sarebbe facile se vi prendeste una mezz'ora al giorno, possibilmente la mattina appena svegli e a digiuno, per una bella camminata, una leggera corsa o qualsiasi altro tipo di sport. Ho inserito la mia attività sportiva quotidiana al mattino appena alzato e a digiuno, vi assicuro che la giornata che poi vado ad affrontare ha tutto un altro svolgimento! Vi garantisco anche che se dormite meno e vi alzate prima la mattina proprio per fare la vostra attività sportiva questo non vi toglie energia, anzi, ve ne dà ancora di più, SPERIMENTATELO CHE È BELLISSIMO!
Oggi anche alcune ricerche scientifiche dimostrano che alzarsi presto

la mattina è salutare e ci dà più energia. È la pigrizia quella che vi frega, nient'altro, il resto sono solo scuse perché se veramente lo volete, la soluzione si trova sempre. Capisco che non è facile con la vita frenetica di oggi e lo stress che ci procura, ma questa è una delle azioni migliori che puoi fare per favorire la tua salute psicofisica.

Ricordati sempre che la salute oltre a farti vivere meglio COSTA MENO DELLA MALATTIA.

Il secondo,
è cercare di eliminare il più possibile i grassi di origine animale a favore di quelli vegetali e di preparare pasti molto semplici.

Prendetevi cinque minuti e fatevi due conti, vi accorgerete che oltre a risparmiare tempo nella preparazione di questi cibi, successivamente risparmiate anche tempo per pulire uno sporco più delicato e in automatico otterrete anche un risparmio di soldi!

I FORMAGGI

Qualcuno sostiene che i formaggi non facciano proprio bene al nostro corpo, ma…

…non fanno bene in quanto sono derivati animali, oppure per le loro proprietà alimentari?

I formaggi sono una componente cardine della nostra alimentazione quotidiana e la caseina è la proteina principale contenuta in essi.

Secondo alcuni studi, quando si sottopone il latte alla temperatura di pastorizzazione (superiore ai 70¬∞C), la caseina coagula e perde tutte le sue proprietà, diventando una sostanza collosa insolubile.

La caseina degradata provoca un'alterazione della permeabilità intestinale, più il processo termico del latte è alto, più la caseina sarà compromessa.

Per questo motivo, secondo questi studi è fondamentale evitare il latte a lunga conservazione, perché le condizioni termiche a cui è stato sottoposto sono molto più violente rispetto al latte fresco da banco frigo.

Nel suo libro "The Cina Study", frutto di cinquant'anni di studi, il professore emerito di biochimica nutrizionale alla Cornell University di Ithaca nello stato di New York, T. Colin Campbell, ha sperimentato sugli animali gli effetti dell'alimentazione, utilizzando sia le proteine vegetali che le proteine del latte. La maggior parte della scienza considera le proteine vegetali di bassa qualità invece le proteine del latte di alta qualità e la principale proteina del latte è appunto la caseina.

L'esperimento fu il seguente: un gruppo di animali sono stati esposti a un agente cancerogeno che modifica il DNA e sviluppa il cancro al fegato, sono poi stati sottoposti a due regimi alimentari che comprendevano la somministrazione al 5% e al 20% di proteine del latte, principalmente la caseina appunto, sul totale della loro alimentazione giornaliera. Il cancro negli animali alimentati con il 20% di queste proteine del latte cresceva e lo stadio iniziale del cancro per quegli animali iniziò a manifestarsi da subito, invece nell'altro gruppo di animali alimentati con il 5% di proteine del latte, il cancro non si manifestò anche se esposti come gli altri all'agente cancerogeno che sviluppa il cancro al fegato. Questi stessi animali sono stati poi alimentati allo stesso modo ma utilizzando le proteine vegetali quali la soia e il grano, queste non attivavano il cancro sia se venivano giornalmente somministrate al 5% che al 20%.

Possiamo riassumere che le proteine vegetali, considerate erroneamente dalla maggior parte della scienza di bassa qualità, anche se somministrate ad alto dosaggio, non sviluppavano il cancro, mentre le proteine animali, considerate da molti di alta qualità, provocavano quell'effetto indesiderato.

Le malattie di questa lista:

CANCRO,
MALATTIE CARDIACHE,
SCLEROSI MULTIPLA,
CALCOLI RENALI,
DIABETE (1 e 2),
CATARATTA,
OSTEOPOROSI,
ARTRITE REUMATOIDE,
OBESITÀ,

DEGENERAZIONE MACULARE,
ACNE,
IPERTENSIONE,
EMICRANIA,
LUPUS,
MORBO DI ALZHEIMER,
RAFFREDDORE E INFLUENZA,
DISFUNZIONI COGNITIVE,

secondo il professor Campbell, "possono essere prevenute, fermate e persino debellate anche se già sviluppate".

Fa venire i brividi solo l'idea che queste malattie "quotidiane", di cui tutti noi in futuro potremmo soffrirne, potrebbero essere prevenute o addirittura curate semplicemente cambiando un po' le nostre abitudini alimentari!

Per quanto mi riguarda mi trovo benissimo a non mangiarne più, ogni tanto comunque mi faccio un "regalo" e ne mangio qualche pezzettino o un po' di buon parmigiano sulla pasta o magari mangio la pizza con la mozzarella. Principalmente cerco quelli che siano fatti con il latte "crudo" cioè con un latte che non ha bisogno di essere pastorizzato quindi solo scaldato un po', così la caseina rimane integra. Questo significa che il latte prima della lavorazione viene portato a una temperatura inferiore ai 40-∞. E questo è possibile in quanto alle analisi questo latte ha la carica batterica che rimane sotto la soglia minima.

Inoltre c'è da considerare il fatto che il latte quando non ha bisogno di essere pastorizzato è perché proviene da un allevamento molto attento all'igiene, sicuramente affronta viaggi molto corti su mezzi perfettamente sanificati, per cui sul luogo di lavorazione le analisi della carica batterica risultano entro la norma. Quasi sicuramente l'allevamento da dove proviene questo latte sarà di piccole dimensioni, quindi la cura e l'amore per gli animali sarà maggiore come sicuramente lo sarà la loro alimentazione.

Quasi la totalità delle aziende casearie pastorizza il latte perché lo ritira da diverse stalle: il trasporto e magari anche l'igiene carente nella sala mungitura di qualche allevamento fa salire la carica batterica oltre i livelli di sicurezza.

Riassumendo, ci sono un sacco di lati positivi per la salute se scegliamo il formaggio fatto con latte "crudo"; e un altro buon motivo per scegliere questo prodotto è che ha un sapore più intenso perché con questo tipo di lavorazione mantiene inalterate tutte le proprietà e il gusto.

Il fatto comunque che sia una cosa saltuaria e che il mio stile di vita sia molto attento alla cura della salute psicofisica fa sì che questi "regali" non incidano sul mio benessere.

LE UOVA

Le uova sono uno degli alimenti più apprezzati e consumati al mondo, ricche di nutrienti, hanno grandi qualità nutrizionali e contengono poche calorie così da essere indicate anche per le diete. L'uovo è costituito principalmente da tre parti: guscio, tuorlo (detto anche rosso) e albume (bianco o chiara d'uovo), mediamente un uovo è formato per circa il 10% dal guscio, per il 30% dal tuorlo e per il 60% dall'albume, ma queste proporzioni possono variare in funzione di fattori come la razza dell'animale, l'età, le condizioni ambientali in cui è allevato e l'alimentazione a cui è sottoposto. Il colore del guscio dipende esclusivamente dalla razza e non incide sulle proprietà nutrizionali o sensoriali, invece il colore del tuorlo è influenzato dai contenuti dei mangimi che spesso sono commissionati appositamente dagli allevatori al fine di ottenere le tonalità preferite dal consumatore e quindi facilitarne la vendita. Come tutti i cibi il fattore freschezza incide molto sulle proprietà delle uova che è un concentrato di vitamine e sali minerali, quelle di gallina sono tra le più nutrienti che abbiamo a disposizione. Un uovo medio apporta lo stesso valore nutritivo di circa 2 litri di latte o di circa 100 grammi di carne. Fornisce una notevole quantità di proteine complete di alta qualità, che contengono tutti gli amminoacidi essenziali di cui il nostro corpo ha bisogno, e dosi importanti di minerali e vitamine in grandissima misura se consideriamo che è un alimento singolo tra i meno costosi. Ci sono grandi differenze tra albume e tuorlo, l'albume è un composto acquoso molto leggero (solo 15 calorie circa), composto per il 10% circa da proteine con un altissimo valore biologico.

Gli sportivi e soprattutto i bodybilder sono grandi estimatori degli albumi dell'uovo che chiamano proteine nobili proprio perché contengono solo acqua, proteine, sali minerali, vitamine e non contengono grassi. Il tuorlo invece è più ricco perché contiene tanti grassi sia monoinsaturi che polinsaturi, i quali sono molto importanti per il nostro corpo, circa la metà delle proteine e larga parte degli elementi nutrienti (come tutte le vitamine A, D ed E). Per quanto riguarda le uova intere, o il tuorlo, meglio limitarne l'uso a quattro o cinque settimanali non più di due nello stesso giorno perché comunque i troppi grassi fanno alzare il livello del colesterolo mentre per gli albumi si può anche aumentare la quantità.

La digestione del tuorlo è migliore se crudo mentre l'albume è meglio leggermente cotto tipo lessato in acqua bollente per tre o quattro minuti, ovviamente sarebbe opportuno consumare uova fresche di uno o due giorni.

Per le uova dal punto di vista della qualità vale lo stesso discorso che per il formaggio, sono preferibili sicuramente quelle provenienti da galline allevate a terra, meglio se di un piccolo allevamento, ancora meglio se di natura biologica. Per evitare di assumere molto colesterolo senza rinunciare alle proteine potete fare come facevo io, quando in passato ne mangiavo con regolarità, cucinavo solo gli albumi in forma di frittata con le verdure, poco cotta e senza usare olio per il soffritto, l'olio extra vergine estratto a freddo lo aggiungevo a crudo solamente al momento di mangiarla. In questo caso la digestione era migliore quindi mi ritrovavo dopo circa un paio di ore ad avere quella fantastica sensazione di stomaco vuoto e un'energia maggiore a disposizione.

E IL GLUTINE?

Il glutine è un complesso proteico presente nei cereali quali: frumento, segale, orzo, avena, farro, kamut, spelta e triticale.

Un eccesso di glutine nella nostra alimentazione può provocare l'infiammazione dell'intestino tenue che non gli consente di assimilare altri alimenti e si può manifestare una serie di sintomi tipo il mal di testa, l'affaticamento, la nausea, il vomito, la diarrea, la stipsi e l'addome gonfio.

La medicina ufficiale racchiude questa intolleranza alimentare in una sola parola:

CELIACHIA

Il glutine è spesso usato come sostitutivo della carne in alcune diete vegetariane, ed è la base del seitan.

Viene anche usato come addensante nelle preparazioni in tavoletta o pastiglie di alcuni farmaci e industrialmente come collante per fissare le carte da parati e i tessuti.

Conferisce agli impasti dei cibi viscosità, elasticità e coesione, quindi è anche molto utilizzato dalle industrie alimentari.

I principali cereali senza glutine sono: riso, amaranto, quinoa, grano saraceno e miglio.

Di intolleranze al glutine ce ne sono più di quelle ufficialmente riscontrate perché moltissimi soggetti non avendo grandi problemi fisici o digestivi ma solo piccoli fastidi non fanno le ricerche specifiche e quindi non sanno che potrebbero anche essere leggermente intolleranti. Se ci fate caso ci sono tanti individui con le pance gonfie e questo potrebbe dipendere proprio da leggere intolleranze al glutine, non solo dallo stress e dall'ansia come qualcuno sostiene.

Nella mia alimentazione ho diminuito di molto l'assunzione di glutine mangiando i cereali senza glutine cotti al vapore oppure la pasta o il pane fatti con grani antichi che contengono minor glutine e comunque più sano.

Dopo aver mangiato questi cibi, digerisco molto meglio e più velocemente riscontrando poi una bella sensazione di leggerezza nel mio stomaco.

Oggi ci sono anche diversi ristoranti che propongono cibi senza glutine e piatti vegani quindi chi ha questi tipi di intolleranze può stare relativamente tranquillo perché le soluzioni sono a portata di mano.

CRUDO O COTTO?

Il Raw food o alimentazione crudista, di cui Ghandi era un sostenitore, è un regime alimentare naturista che si distingue per un unico grande comandamento: NON cuocere il cibo.

Secondo la filosofia crudista, i cibi cotti tolgono la percezione della sazietà, la cottura ne aumenta eccessivamente la gradevolezza e li ammorbidisce rendendoli poco naturali. In questo modo mangiamo alimenti più buoni e saporiti ma meno salutari per il nostro corpo, poi essendo più poveri di nutrienti abbiamo bisogno di mangiarne in quantità maggiore e a lungo andare ci potrebbero creare problemi per la salute psicofisica.

Secondo questa filosofia i cibi andrebbero "essiccati" a una temperatura massima di 42 gradi.

Alla cottura vengono imputate la distruzione delle vitamine, la coagulazione delle proteine, degli enzimi e degli auxoni.

"Gli AUXONI sono una specie di vitamine poco conosciute che hanno ruolo determinante nel rinnovamento e nel ringiovanimento delle cellule. Le preparazioni alimentari industriali sono tutte prive di auxoni. Senza gli auxoni l'azione delle vitamine è insufficiente e l'organismo invecchia precocemente."

I cibi industriali cotti, sono spesso erroneamente ritenuti ricchi di energia e nutrienti, come ad esempio la pasta bianca o la pizza
ma anche altri tipi di carboidrati, oppure le proteine animali, ecc., invece sono in realtà cibi morti.

Quando si adotta un'alimentazione crudista, confrontarla con quella tradizionale usando solo le calorie come unità di misura può rivelarsi ingannevole.

La qualità di energia e di nutrienti che fornisce un cibo crudo è nettamente superiore a quella del cibo cotto.

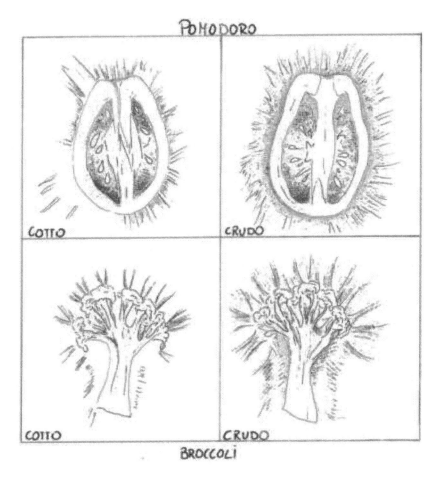

Quindi nutrirsi di cibi vivi e naturali apporta una quantità e una qualità di energia effettiva decisamente superiore rispetto all'alimentazione tradizionale. Una pasta fatta con farine integrali di grani antichi provenienti da piccole aziendine bio è nettamente più nutriente di una pasta fatta da una grande industria. Se noi mangiamo 50 grammi di pasta fatta con farine di grani antichi assumiamo una quantità di energia che con la pasta industriale possiamo averne solo mangiandone il triplo, senza considerare la qualità e la quantità dei altri nutrienti contenuti nella pasta "artigianale".

Inoltre, mangiando crudo, l'organismo elimina più facilmente quelle tossine e ripulisce i vecchi depositi incrostati di muco dal nostro apparato digerente, dal sangue e dalla linfa.

Chiaramente il percorso verso l'alimentazione crudista deve essere lento e graduale, per evitare effetti disintossicanti troppo forti e sgradevoli che spesso fanno spaventare gli individui facendo credere loro di non essere sulla strada giusta. A volte può succedere che le tossine e tutti i vecchi residui dei cibi digeriti per anni e depositati da qualche parte nel corpo, venendo velocemente rimessi in circolo per poi essere smaltiti, possono creare nausea, gonfiore addominale, pesantezza, acne, candida, flatulenza, mal di testa, calo di peso, ecc.

Dobbiamo considerare che l'enorme quantità di fibre vegetali che ingeriamo in una giornata con questo nuovo tipo di alimentazione può creare scompensi al nostro corpo, dopo che per anni ha subito abusi ingerendo cibo devitalizzato, non è abituato a digerire e smaltire velocemente tutto questo nuovo materiale crudo.

Passando a un regime alimentare naturale succede spesso che siamo presi dall'entusiasmo quindi ingerendo grandi quantità di frutta, verdura, frutta secca e semi oleosi possiamo avere dei processi fermentativi che ci creano enormi fastidi.

Nel mio avvicinamento all'alimentazione il più possibile crudista, ho imparato che si deve partire cambiando la tipologia di cibi piano piano, cominciamo a mangiare la frutta lontano dai pasti e un bel piattone di verdure miste prima di iniziare i due pasti principali.

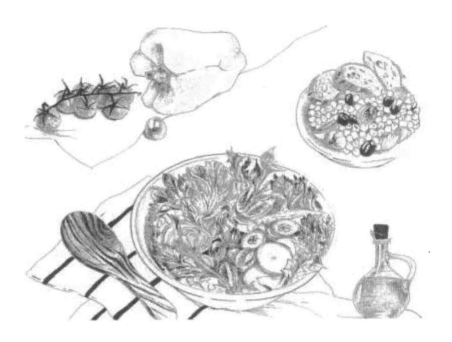

Capisco benissimo che alle volte è molto difficile riuscire a mangiare cibi crudi proprio per esigenze logistiche di vita quotidiana, comunque cerchiamo di fare del nostro meglio mangiando molto a crudo o cotto al vapore. E poi, farci un "regalo" ogni tanto va più che bene, mangiare una bella pizza, un bel piatto di pasta fumante, ecc.

Secondo due ricercatori, il medico italiano C. Lusignani, dell'Università di Parma che nel 1924 pubblicò un prezioso lavoro sulla leucocitosi digestiva e il dottor Paul Kouchakoff, medico di Losanna che dopo venticinque anni di sperimentazioni su migliaia di soggetti e su se stesso, nel 1937 pubblicò il risultato delle sue ricerche, ad ogni ingestione di alimenti cotti, il nostro organismo reagisce con un'iperproduzione di leucociti (globuli bianchi), che passano da una normale quantità di 5.000 / 6.000 a oltre 20.000, perché considera "innaturale" e "pericolosa" ogni materia vivente sottoposta a quella radicale trasformazione molecolare che avviene con la cottura.

I globuli bianchi, in sostanza, "programmati" per difenderci da corpi estranei che sono a noi dannosi, aumentano di numero quando noi ingeriamo cibi cotti. Perpetrato negli anni, questo stile di vita causa alterazioni al buon funzionamento del nostro organismo.

Al contrario, il nostro organismo reagisce con un rilassamento delle pareti vasali (e una conseguente diminuzione dei globuli bianchi, o leucopenia) in caso di assunzione di cibo crudo, non considerato dannoso dall'"intelligenza del corpo" così da far tornare l'equilibrio che favorisce la buona salute.

Quindi secondo il dottor Kouchakoff e il dottor Lusignani il processo di cottura priva i cibi delle loro proprietà enzimatiche ed energetiche, costringendo il nostro organismo a uno sforzo inutile per trasformare di nuovo in materia viva ciò che è stato

"ucciso" dal fuoco e dalla temperatura.

Sempre secondo il dottor Kouchakoff, l'essere umano nasce come crudista e tale rimane finché non scopre il fuoco e da lì la possibilità di cuocere il cibo. Nel frattempo il nostro organismo non è cambiato nemmeno di una virgola, la leucocitosi digestiva è solo un'altra prova del fatto che non siamo stati progettati per nutrirci di cibi cotti.

Secondo il dottor Lino Di Rienzo Businco, laureato in Medicina e Chirurgia presso l'Università Cattolica del Sacro Cuore di Roma, presidente della Società Italiana Di Endoscopia e Radiofrequenze Otorinolaringoiatrica

"La vita è cruda, perché tutti i processi biologici si svolgono in ambiente naturale, nei limiti della temperatura alla quale le cellule e i tessuti svolgono le loro attività vitali".

Secondo me è il caso di chiedersi, magari ogni tanto: come mai oggi l'essere umano ha una grande carenza di salute? Forse una di queste cause potrebbe essere mangiare troppi cibi cotti? Siete veramente contenti della vostra salute e della qualità della vostra alimentazione?

Se tutto nella vostra vita va bene, allora continuate come state facendo, altrimenti prendete spunto da ciò che più vi piace e fatelo vostro.

Comunque sia SPERIMENTATE!

Io cerco di mangiare il più crudo possibile, quindi frutta e verdura o cibi cotti al vapore o a bassa temperatura e conditi a crudo.

Un altro grande vantaggio sono i costi bassi della maggior parte di questi cibi e la facilità di preparazione dei pasti oltre al fatto che sporco di meno, pulisco più facilmente e in meno tempo.

Sicuramente un grande vantaggio che ho riscontrato è quello di digerire meglio quindi ho più energia a disposizione visto che il corpo non la deve più usare per assimilare tutti i cibi di cui mi ingozzavo.

NUTRIZIONE VIBRAZIONALE

L'ingegnere francese Andrè Simoneton era un esperto in elettromagnetismo. Gravemente malato e senza speranza di guarigione, guarì cambiando la sua alimentazione in modo vegetariano.

Negli anni '30 e '40, collaborò allo studio delle vibrazioni degli alimenti utilizzando i lavori di altri importanti ricercatori.

Servendosi di apparecchiature scientifiche, misurò la quantità di onde elettromagnetiche degli alimenti, classificandoli in base a queste.

<u>Ogni alimento, come ogni essere vivente, oltre ad avere un potere calorico (chimicoenergetico) ha anche un potere elettromagnetico (vibrazionale).</u>

L'energia, in pratica la vitalità di un essere vivente, si esprime in termini di bioelettricità e magnetismo. La cellula ha un'energia vibrazionale e utilizza energia per svolgere le sue funzioni.

Per mantenere, o anche meglio, per innalzare l'energia vibrazionale, bisogna assumere le categorie degli alimenti che sono in risonanza con l'uomo, per ottenere salute e longevità.

Ogni individuo in buona salute ha un valore vibrazionale intorno ai 6200 / 7000 Angstrom (campo bioenergetico).

<u>Tutto questo oggi è confermato dalla moderna "fisica quantistica".</u>

Questa è la tabella di riferimento dove si può vedere la scala delle vibrazioni che servono alla nostra sopravvivenza:

Radiazione	Vibrazione (λ)	Qualità	
Infrarosso	7.601 - 9.000 Å	🙂	▲ Radiazioni indispensabili per la vita
Rosso	6.201 - 7.600 Å		
Arancio	5.901 - 6.200 Å		
Giallo	5.801 - 5.900 Å		
Verde	5.201 - 5.800 Å	😐	▶ Radiazioni utili ma insufficienti per la vita
Blu	4.501 - 5.200 Å		
Indaco	4.301 - 4.500 Å		
Violetto	3.901 - 4.300 Å		
Ultravioletto	3.000 - 3.900 Å	☹	▼ Radiazioni nocive per la vita
Raggi X e Γ	< 3.000 Å		

Secondo questa tabella si evince che i cibi che noi mangiamo si possono suddividere in 3 categorie:

Alimenti superiori
(con vibrazioni superiori ai 5801 Angstrom):

FRUTTA FRESCA BEN MATURA E RELATIVI SUCCHI
(FATTI IN CASA E CONSUMATI SUBITO),
QUASI TUTTI GLI ORTAGGI E LEGUMI FRESCHI O
COTTI A VAPORE CON TEMPERATURA INFERIORE
AI 70°,
GRANO, FARINACEI E CEREALI INTEGRALI,
DOLCI FATTI IN CASA CON FARINE MACINATE A PIETRA
E ZUCCHERI NATURALI,
TUTTA LA FRUTTA OLEAGINOSA E I SUOI OLI ESSEZIALI,

OLIVE,
MANDORLE,
PINOLI,
NOCI,
SEMI DI GIRASOLE,
NOCCIOLE,
NOCI DI COCCO,
SOIA,
OLIO EXTRA VERGINE DI OLIVA ESTRATTO A FREDDO,
BURRO FRESCHISSIMO DI GIORNATA,
FORMAGGI FRESCHI NON FERMENTATI,
CREMA DEL LATTE,
UOVA DI GIORNATA.

Alimenti di appoggio
(con vibrazioni tra 5800 3901 Angstrom):

LATTE FRESCO APPENA MUNTO,
BURRO NORMALE,
UOVA NON DI GIORNATA,
MIELE,
ZUCCHERO DI CANNA,
VINO,
VERDURE COTTE,
OLIO EXTRA VERGINE NON ESTRATTO A FREDDO.

Alimenti morti
(con vibrazioni inferiori a 3900 Angstrom):

LA CARNE COTTA,
I SALUMI,

LE UOVA DOPO IL 15° GIORNO,
IL LATTE BOLLITO,
IL TÈ,
IL CAFFÈ,
LE MARMELLATE,
IL CIOCCOLATO,
IL PANE BIANCO,
TUTTI I FORMAGGI FERMENTATI.

<u>Gli alimenti morti, senza alcuna vibrazione:</u>
(con vibrazioni pari a 0 Angstrom):

LE CONSERVE ALIMENTARI,
LE MARGARINE,
TUTTI I PRODOTTI DI PASTICCERIA INDUSTRIALE, I DOLCI FATTI CON FARINA RAFFINATA,
I PRODOTTI INDUSTRIALI IN GENERE,
I LIQUORI E GLI ALCOLICI,
LO ZUCCHERO RAFFINATO (BIANCO).

Anche la freschezza degli alimenti è un fattore di primaria importanza. Alcuni procedimenti, che normalmente vengono usati in cucina, alterano o distruggono alcune qualità dei nostri cibi, tipo la cottura in acqua bollente, i cibi cucinati a vapore conservano invece parte delle loro proprietà.

Gli alimenti conservati mediante la "pastorizzazione", non contengono quasi più nulla delle loro qualità vibrazionali (irradianti), mentre quando sono trattati con processi disidratanti (per esempio la liofilizzazione) le conservano in gran parte.

Tutti i cibi che hanno un elevato potere vitaminico hanno ottime vibrazioni e possono essere classificati come "eccellenti".

Questi alimenti potrebbero essere sufficienti al mantenimento della vita se assunti con un'alimentazione "vegetariana intelligente", cosa che non sempre accade tra i vegetariani che sovente presentano evidenti squilibri nutrizionali.

Fra gli alimenti superiori, i frutti maturi hanno tutti una lunghezza d'onda tra gli 8000 e i 10.000 Angstrom. Le loro vibrazioni vengono liberate nello stomaco, dando una sensazione di benessere. Affinché le mucose ne traggano il maggior vantaggio è opportuno mangiare la frutta a digiuno, cioè al mattino o nel tardo pomeriggio. Non mangiate la frutta non matura, poiché le sue vibrazioni non sono buone per l'organismo; lo prova il fatto che sono di difficile digestione. Quanto detto per la frutta è valido anche per le verdure, per esempio la barbabietola e la carota quando sono mature misurano dai 7000 agli 8000 Angstrom. La stessa rilevazione si ottiene dai legumi freschi e maturi (fagioli, fave, piselli, lenticchie).

Questi, però, una volta essiccati, già dopo qualche settimana presentano una debole radiazione che scompare nel giro di qualche mese; ecco perché spesso sono indigesti.

La possibilità vibratoria degli alimenti non resiste oltre i $70 \to \infty$ Celsius, infatti qualsiasi cottura che superi questi valori rende il cibo povero di elementi vitali. L'unica eccezione è la patata, che una volta cotta al forno o nell'acqua presenta ancora circa 6500 Angstrom. Il miglior modo di mangiare le insalate è quello di prepararle con molte qualità di verdure, ad esempio lattuga, carciofi, asparagi, carote, olive, barbabietole, cipolle, ecc. Gli spinaci, i carciofi, le zucchine ed i funghi possono essere consumati anche crudi tagliati a fettine. Queste mescolanze, se condite con olio extra vergine di oliva estratto a freddo, forniscono ottime vibrazioni che vanno da 8000 a 11.000 Angstrom. Anche i funghi sono molto importanti in quanto emettono onde di 8500 Angstrom.

Andrè Simoneton, ha rilevato che i prodotti vegetali venduti normalmente nelle città hanno già perduto da un terzo alla metà delle vibrazioni utili al corpo umano. Se a tutto ciò si aggiunge la cottura per bollitura, in essi non rimane più nulla di valido. Qualcuno ha osservato che le verdure gonfiano lo stomaco: ciò è vero solamente quando si mangiano quelle con vibrazioni inadeguate; di quelle cotte nell'acqua, ad esempio, rimane solo la cellulosa.

La base del nutrimento dell'uomo, ovvero il grano, occupa una posizione importante nella scala delle vibrazioni, cioè 8500 Angstrom. Un piatto contenente grano (chicco o grano spezzato, non farina) ha una vibrazione di 9000 o 10.000 Angstrom. Il grano germogliato rappresenta un alimento perfetto con vibrazioni molto energetiche, tra gli 8000 ed i 10.000 Angstrom, ed è anche possibile mescolarlo con altri cereali (farro, miglio, avena, ecc.) preparando piatti assai gustosi. La pasta fatta in casa, cioè fresca, ha una vibrazione uguale a quella del grano, mentre in quella seccata venduta in commercio le vibrazioni sono quasi nulle.

Gli oli hanno all'incirca le stesse vibrazioni del frutto da cui provengono e sono uno dei cibi che conserva più a lungo le vibrazioni iniziali. L'olio extravergine di oliva spremuto a freddo, ad esempio, misura mediamente 8500 Angstrom e, dopo 6 anni, arriva a circa 7500 Angstrom. Attenzione invece agli oli estratti con solventi dalle sanse, poiché non contengono più alcuna vibrazione. Alcuni studi rivelano che nell'antichità il piatto principale fosse pane integrale o semi integrali di farro intrisi in olio di oliva.

Questi studi hanno anche dimostrato che il latte vaccino non è un alimento adatto per la salute dell'uomo. Alla mungitura presenta 6500 Angstrom; dopo 6 ore 6000 A.; dopo 14 ore 5000 A.; dopo 18 ore 4000 A.; dopo 48 ore 2000 A.; dopo 56 ore 1000 A., e dopo la pastorizzazione quasi zero Angstrom. Il burro perde di giorno in giorno la sua vibrazione, e dopo 40 giorni non ne ha più del tutto, tuttavia la conservazione in frigorifero rallenta questo processo. Le uova appena deposte danno 6500 Angstrom, sono perciò identiche alle vibrazioni di un soggetto sano, la polvere d'uovo, invece, non contiene più nulla.

Da ciò deriva il consiglio di utilizzare prodotti integrali non raffinati dall'industria, la quale toglie al prodotto appena colto la parte migliore, che poi viene elaborata e venduta nelle farmacie a prezzi vertiginosi (vedi il germe di grano o la crusca). Ricorda che la Natura produce tutto ciò di cui hai bisogno.

Fra le scoperte più importanti, emerse dalle ricerche del dottor George Wilson inventore dell'apparecchiatura "NeuroMicrometro", sono da annoverare i grandi benefici ottenibili dalle fronde dei vegetali. Questi, oltre a possedere un altissimo livello di energia, sono gli unici alimenti in grado di bilanciare in modo soddisfacente i pasti a base di proteine, facendo in modo che il corpo possa assimilare le medesime senza dover attingere alle energie di riserva. Le misurazioni fatte hanno mostrato come le foglie dei vegetali abbiano un valore energetico maggiore di quello dello stelo e delle radici, e ciò è dovuto al fatto che le fronde sono più interessate dai raggi del sole. Barbabietola rossa, sedano, lattuga, indivia, rapa, carota ed erba medica offrono le foglie più cariche di energia.

I microbi e gli altri microrganismi portatori di malattie irradiano la loro forza vitale a frequenze molto più basse delle nostre.

Si ritiene che gli esseri umani possano essere coinvolti negativamente da queste forme di vita primitive, solo e unicamente se le loro energie vitali cadono a livelli molto bassi. In conclusione si può dire che il nostro tasso vibrazionale scende in conseguenza dell'abuso di droghe e alcool, del fumo, della sedentarietà, e del consumo regolare di cibi quasi morti o privi di minerali.

Guarda caso se ci nutriamo solo con gli alimenti ritenuti a vibrazione elevata ed elevatissima, andiamo a consumare una dieta come minimo vegetariana.

Come avrete già capito, sono un tipo molto curioso, per cui oltre che sperimentare la veridicità di queste informazioni sul piano "materiale", l'ho fatto anche sul piano energetico utilizzando la radiestesia.
La Radiestesia è una scienza molto antica che risale all'incirca al 2500 a.C. e si praticava molto in oriente, soprattutto in Cina, ma anche nell'antico Egitto. In occidente si è sviluppata a partire dal Medioevo.
La radiestesia ci permette di misurare le energie invisibili che ci circondano e che noi non riusciamo a percepire con i nostri sensi.
Nello specifico, come strumento per percepire le energie sottili (dette anche energie elettromagnetiche) a noi invisibili emanate dai cibi, ho usato il pendolo - applicando la tecnica creata dal fisico francese Andrè Bovis - e il biometro - con l'unità di misura in Angstrom che si utilizza in microfisica -.

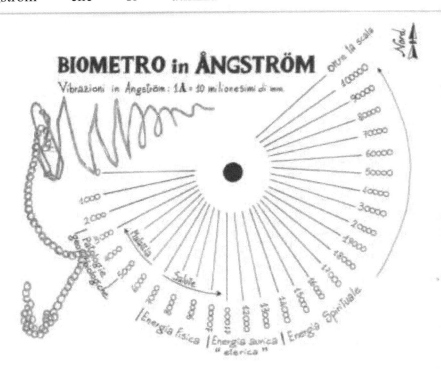

Il pendolo l'ho realizzato io, utilizzando un filo di rame e creando una spirale in senso orario, su modello del grande studioso imolese oramai scomparso Pier Luigi Ighina; il Biometro di Bovis in Angstrom, invece, l'ho trovato facilmente in internet, scaricato gratuitamente e stampato.
Per prima cosa acquisisci la consapevolezza che **quel pendolo, che tu lo abbia creato o che tu lo abbia acquistato, ha una sua coscienza come del resto tutto ciò che esiste: gli oggetti, la casa, gli animali, le piante, i sassi ecc. ecc.** Esso va trattato con riverenza e ringraziato dopo ogni utilizzo.
La modalità di utilizzo è molto semplice:

1) **In un momento di tranquillità e silenzio, rilassati, svuota la mente, prendi il pendolo con Amore e con profondo rispetto, poi chiedi al tuo Sé Superiore di risponderti attraverso di esso.**
2) Solo la prima volta, chiedi al pendolo di mostrarti il movimento della risposta Sì, poi chiedigli di mostrarti il movimento della risposta NO e memorizzali.
3) Fai la domanda al tuo **Sé Superiore** in modo molto chiaro, il più facile e semplice possibile in modo da ottenere una chiara risposta che sia il Sì o il NO; per esempio, prendi una mela e di': "Questa mela va bene per me?"
4) Aspetta qualche secondo perché la risposta potrebbe non arrivare immediatamente.
5) Con questo sistema puoi testare qualsiasi cosa, tutti i cibi mangi, l'acqua che bevi, i vestiti che indossi, gli oggetti che hai in casa, il lavoro che svolgi, ecc. ecc. Testa tutto ciò che ti viene in mente e soprattutto **prendi atto della risposta.**
6) **Chiedi solo cose che ti riguardano direttamente e fai sempre domande al tempo presente, mai al futuro perché il futuro dipende dalle scelte che continuamente farai.**
7) Per conoscere l'energia dei cibi che mangi, prendi il Biometro in Angstrom, metti lì vicino la tipologia di cibo che vuoi testare, per

esempio la mela, posiziona il pendolo fermo sul punto nero del biometro poi fai la domanda chiara: "A quanto vibra questa mela?"

Inizialmente ho effettuato i test solo sulle tipologie di alimenti che mangiavo io, quindi la frutta, la verdura, i legumi germogliati, i cereali germogliati, la frutta secca e le spezie.
Premetto che sono fortunato perché abito in campagna e la maggior parte di quello che mangio proviene proprio dall'orto di casa che mio fratello e sua moglie coltivano con tanto amore e con tanto impegno.
Ho iniziato i test in primavera, partendo dalle ciliegie, poi fichi, pesche, albicocche, prugne, uva, mele, pere, cachi, limoni, compresi kiwi e melograni regalati da amici e arance acquistate. Questa frutta appena raccolta, alle mie misurazioni, aveva le vibrazioni che oscillavano tra i 10000 e i 20000 Angstrom; addirittura, una qualità di uva e i kiwi vibravano a 30000 Angstrom, pertanto nettamente superiori alla vibrazione minima di 6500 Angstrom di cui il nostro corpo ha bisogno per rimanere in buona salute secondo le indicazioni dell'ingegnere francese Andrè Simoneton.
Se alcuni tipi di questi frutti come ciliegie, fichi, uva, prugne, pesche e albicocche venivano conservate in frigo dentro un contenitore con coperchio ermetico, essi mantenevano più a lungo le vibrazioni e perdevano all'incirca 1000 Angstrom ogni 3 giorni. I frutti che naturalmente si conservano per più tempo anche fuori dal frigorifero come mele, pere, cachi, kiwi, limoni, melograni e arance mantengono più a lungo le loro vibrazioni e cominciano a perderle quando inizia la loro decomposizione.
Stessa identica situazione per la verdura: i test effettuati su insalata, cetrioli, zucchine, pomodori, sedano, ruta, rosmarino, prezzemolo, finocchi, broccoli, cavoli bianchi e rossi, compresi spinaci, radicchio e carote acquistati da piccoli agricoltori della mia zona, hanno rilevato le stesse vibrazioni tra i 10000 e i 20000 Angstrom tranne il finocchio che vibrava a 65000 Angstrom e il sedano che vibrava a 50000Angstrom.
L'identica modalità di conservazione della frutta, cioè in frigorifero in contenitori con coperchio ermetico, favoriva il mantenimento delle proprie vibrazioni più a lungo. Purtroppo tutte le verdure, dopo cotte, perdono la gran parte delle loro vibrazione attestandosi intorno ai 3000/4000 Angstrom quindi al di sotto della soglia minima dei 6500 Angstrom.

Per le patate vale lo stesso discorso fatto per le verdure: secondo il mio pendolo le patate crude provenienti dall'orto di casa vibravano a circa 15000 Angstrom, mentre una volta lessate vibravano a circa 6500/7000 Angstrom. Pertanto le patate sono l'unico alimento che una volta cotto rimane funzionale alla salute del nostro corpo.
Secondo il mio pendolo le patate si possono mangiare anche crude, basta che siano ben sbucciate, perché rimane pochissima solanina, cioè quella sostanza tossica per noi ma benefica per esse, con la quale si difendono dai parassiti quando sono sotto terra. La solanina è contenuta principalmente nella buccia e nei germogli e non fa bene al nostro corpo se assunta in quantità considerevoli. L'ho sperimentato, mettendo una patata cruda di medie dimensioni ben sbucciata all'interno dell'estratto di verdure, ed essa è stata accettata tranquillamente dal mio corpo come niente fosse. Poi ho provato a tagliarla finemente e metterla in mezzo alla mia solita ciotolona di verdure miste e vi posso assicurare che è stato come se non l'avessi mangiata per niente: la digestione è stata perfetta. Attualmente ne mangio una cruda di medie dimensioni circa 2 volte a settimana.
Stesso risultato sia per i legumi che per i cereali. Infatti, secondo i miei test, da secchi vibravano intorno ai 9000/1000 Angstrom, dopo cotti vibravano intorno ai 4000/5000 Angstrom, invece dopo aver germogliato la loro vibrazione era salita intorno ai 15000 Angstrom.
Per quanto riguarda la frutta secca io mangio principalmente le mandorle, le noci, le nocciole e i pistacchi, che secondo il mio pendolo sono le uniche tipologie che fanno bene al mio corpo e le loro vibrazioni oscillano tra i 10000 ei 20000 Angstrom.
Per le spezie vale pari pari tutto quello già detto prima sulle verdure.
Ma volete sapere qual è l'alimento che vibra più alto di tutti in assoluto?
È l'oliva.
Non potevo credere ai miei occhi! Il chicco di oliva appena raccolto al mio test vibrava oltre la scala di 100000 Angstrom! Ho fatto diverse prove e tutte mi hanno dato il medesimo risultato, incredibile! Invece l'olio extravergine fatto con quella oliva estratto a freddo da un impianto a ciclo continuo vibrava a 10000 Angstrom.
Ho testato anche i cibi che non mangio e non bevo più, tipo la carne, il pesce, i formaggi, i dolci tradizionali, caffè e liquori: le loro vibrazioni oscillavano tra lo 0 e i 4000 Angstrom, mentre il miele acquistato presso un piccolo apicoltore della mia zona vibrava a 11000 Angstrom e le uova fresche di giornata provenienti dalle galline della fattoria di mio fratello vibravano a 7000 Angstrom.

Quando testate un cibo, alla domanda "questo cibo fa bene al mio corpo?" e la successiva risposta del pendolo è NO, fate anche la domanda "questo cibo fa male al mio corpo?", perché il pendolo potrebbe darvi lo stesso la risposta NO. In questo caso vuol dire che quel determinato cibo è neutro, quindi non vi fa né bene né male, per cui potete mangiarlo tranquillamente perché, seppur non ottimale, comunque è funzionale al nutrimento del vostro corpo.

Durante i miei test con il pendolo ho fatto una bellissima e utilissima scoperta: nel mese di settembre, testando l'estratto di frutta nel suo insieme composto da mele, pere e uva, è risultato che la vibrazione globale era di 30000 Angstrom e cioè pari a quella dell'uva. Ho ripetuto i test anche su altri estratti sia di frutta che di verdura mista e il risultato è stato il medesimo e cioè che quando noi mischiamo degli alimenti con diversi livelli di vibrazioni tra di loro, quello con vibrazioni più alte influenza tutti gli altri con un livello di vibrazioni più basse, per cui tutte le tipologie di cibo elevano le loro vibrazioni.

Questo vale per tutto: l'insalata mista, la pasta o la pizza con le verdure crude sopra, il caffè o il cappuccino con una spruzzata di cannella, tutte le pietanze con l'aggiunta di verdura cruda o di spezie, ecc. ecc.

Quando nel mese di ottobre ho fatto l'incredibile scoperta delle elevatissime vibrazioni del chicco di oliva mi è venuta l'ispirazione, confermata dal mio pendolo, di usare questo chicco di oliva per innalzare le vibrazioni di tutti gli altri alimenti che avevo in dispensa **mettendolo a contatto con essi per almeno un minuto**. Nei giorni seguenti mi è venuta un'altra ispirazione, cioè quella di portare sempre con me della frutta secca già energizzata dal chicco di oliva, quindi che vibrava oltre i 100000 Angstrom. Nello specifico, prevalentemente porto le mandorle che uso per innalzare le vibrazioni di tutto ciò che mangio quando sono fuori casa, per esempio il latte vegetale con qualche dolcetto vegano alla mattina al bar, oppure l'insalata mista e un piatto di pasta con le verdure a pranzo al ristorante o nella pizza quando a volte la sera vado in pizzeria, oppure quando sono ospite a casa di amici, ecc. ecc. Metto una mandorla sul cibo o sulla bevanda e poi dopo circa un minuto inizio a mangiare o a bere.

Questo piccolo e semplice accorgimento mi permette di poter mangiare qualsiasi cibo o bere qualsiasi bevanda al top delle loro potenzialità.

Attenzione però: in virtù di questa mia scoperta, adesso non è che noi possiamo mangiare sempre pizza o pasta o dolci perché tanto è possibile alzare loro le vibrazioni a livelli ottimali. Tutte le proprietà che contengono la frutta o la verdura non sarà mai possibile sostituirle con altri cibi. Naturalmente i cibi funzionali alla salute del nostro corpo rimangono sempre gli stessi, tuttavia con questo metodo è possibile migliorarne l'accettazione del nostro corpo.

Quindi, ricapitolando, secondo le ricerche sia dell'ing. Andrè Simoneton, sia del dottor George Wilson, sia dai test effettuati da me con il pendolo, si può tranquillamente evincere che gli unici alimenti che fanno bene alla salute del nostro corpo, della nostra mente e del nostro spirito sono la frutta, la verdura, i legumi germogliati, i cereali germogliati, la frutta secca, le spezie, il miele e le uova fresche di giornata, tutti rigorosamente consumati crudi e il più freschi possibile.

C'è un'altra variabile fondamentale da considerare per costruire uno stile alimentare ancora migliore...

Questa è senz'altro l'acidità che gli alimenti creano durante la digestione.

Infatti il nostro sangue ha un ph alcalino che sta sui 7.4 / 7,45
circa sulla scala dell'alcalinità. Se andiamo a consumare cibi acidificanti, costringiamo il corpo a tamponare con minerali basici come per esempio il calcio.

Questa è una motivazione più che sufficiente per evitare completamente tutti i cibi animali, i quali appunto creano un ambiente acido nel corpo.

Il ricercatore tedesco Otto Heinrich Warburg vincitore di un premio Nobel per la medicina già nel 1931, successivamente con un altro studio scopre la causa primaria del cancro, cioè come i tumori non si formano se l'acidità basica del sangue ha valore del ph uguale o superiore a 7,4.

Ecco allora la nuova piramide alimentare da applicare nella nostra vita quotidiana per rimanere sempre al top dell'energia e poter continuare a fare a settant'anni le cose che facevi a cinquanta.

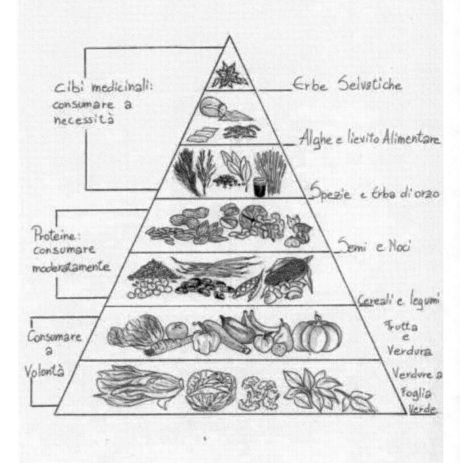

Questo aspetto era completamente sconosciuto per me fino a poco tempo fa e credo che a oggi sia ancora sconosciuto al 99%
degli individui. Ho trovato queste informazioni in internet, non ne avevo mai sentito parlare prima di iniziare a prendere consapevolezza che il mondo funziona in tutt'altro modo rispetto a quello che ci hanno sempre insegnato. Non ne sento parlare nemmeno ora, tranne rarissimi casi, anche quando mi capita di scambiare qualche informazione con soggetti che hanno a cuore come me questo aspetto della vita.

Per capire bene questo aspetto dobbiamo cambiare il punto di vista a cui siamo stati educati e prendere in considerazione quello che dicevano alcuni filosofi nei tempi passati e la fisica quantistica oggi. Alcuni dottori in questi ultimi hanno incominciato a consigliare questo tipo di alimentazione senza però spiegare questo aspetto vibrazionale e va bene così, tanto alla fine quello che ci interessa sono i fatti e il risultato finale che ci permette di raggiungere, poi magari c'è sempre tempo per approfondire l'aspetto teorico.

Non è proprio semplice spiegarlo, comunque nella mia esperienza vi posso dire che per vibrazioni basse dovute all'alimentazione o a malattie si intende in pratica uno stato in cui ci sentiamo giù di corda fisicamente ma anche poco brillanti mentalmente, magari abbiamo anche un leggero mal di testa ma non sappiamo spiegarci il perché. In pratica significa che siamo poco energici e ci sentiamo scarichi e stanchi.

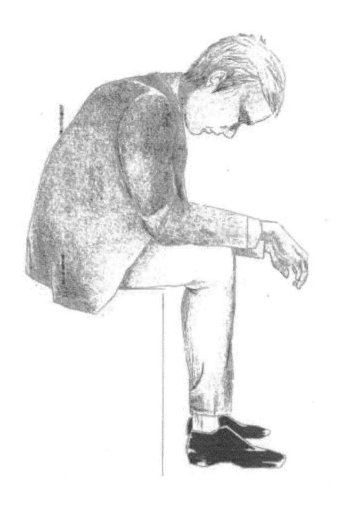

I fattori scatenanti di questo stato psicofisico possono essere diversi, potrebbero essere le preoccupazioni e i pensieri negativi che ci assalgono, potrebbe essere l'aver mangiato troppo quindi il corpo sta utilizzando tanta energia per digerire e non ne ha per altre cose, o semplicemente aver mangiato la giusta quantità ma di cibi che abbassano le nostre vibrazioni come abbiamo visto nella tabella degli alimenti indiziati. Facciamo caso a queste situazioni e ricordiamoci come ci siamo comportati precedentemente l'inizio di queste sensazioni. Prendendo coscienza che il corpo, la mente e lo spirito sono un tutt'uno allora accade che anche un solo aspetto trascurato è in grado di incidere sul benessere generale. Molte volte proprio l'alimentazione non funzionale al nostro corpo, abbassandoci le vibrazioni, fa sì che i pensieri negativi prendano il sopravvento e al quel punto è facile diventare pessimisti e non vedere le soluzioni ai problemi che abbiamo.

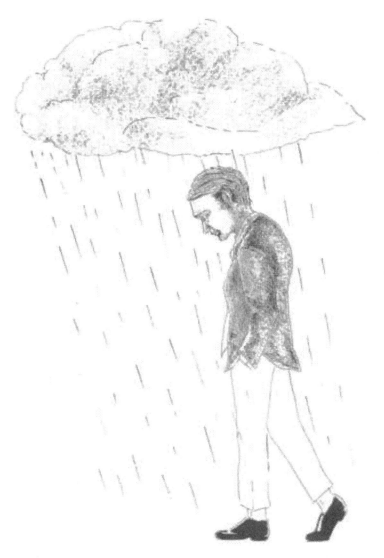

Una situazione di abbassamento di vibrazioni facile da riconoscere è per esempio quando siamo stati a un pranzo di matrimonio oppure dopo i classici pranzi delle festività e ricorrenze dove noi mangiamo di tutto e di più e poi ci viene il classico "abbiocco".

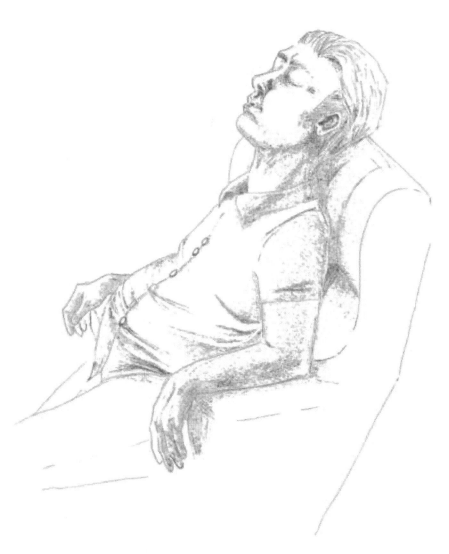

Eppure non dovremmo essere stanchi da aver bisogno di un riposino visto che siamo stati seduti tutto il tempo! Facciamoci caso! Una cosa da evitare quando siamo in una situazione di vibrazioni basse, o se vi piace di più chiamatela carenza di energia, è prendersi un caffè. Il caffè è solo un palliativo, finito il suo effetto ci ritroviamo nella situazione di prima e forse anche un po' peggio.

Prendiamo un bel caffè solo per il piacere di berlo considerandolo come un regalo che facciamo a noi stessi.

Quindi possiamo prendere come parametro, per riconoscere quando abbiamo le vibrazioni basse, proprio quando ci sentiamo poco energici.

I rimedi che possiamo usare dipendono dalla situazione che stiamo vivendo, se siamo seduti da tanto tempo alziamoci e camminiamo, se l'ambiente è troppo caldo rinfreschiamolo, se è troppo chiuso e c'è aria consumata arieggiamo il locale, se siamo vicini a individui negativi e si stanno facendo discorsi negativi andiamocene il più presto possibile perché questa è una delle maggiori cause che provocano questa tipologia di malessere.

Se pensi, invece, che il problema sia il fatto che non mangi da diverso tempo, tranquillo, basta bere acqua, molta acqua, anche se non hai sete sforzati e vedrai che quasi subito ritornerai a star bene.

Quando, invece, ci sentiamo benone sia mentalmente che fisicamente addirittura il mondo ci sembra più bello, i problemi che abbiamo li affrontiamo in maniera ottimistica e molto spesso troviamo a breve la soluzione. Quando incontriamo qualcuno lo salutiamo con un bel sorriso e spesso facciamo anche dei piacevoli incontri.

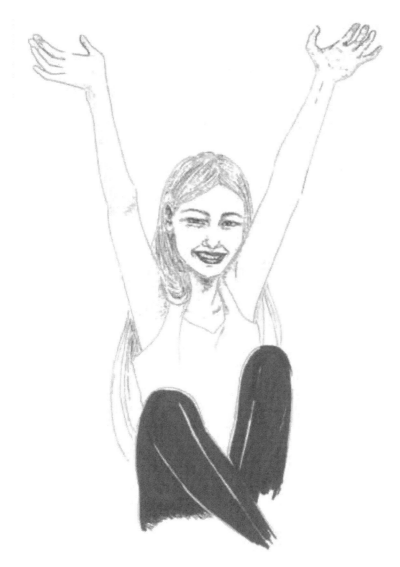

Queste sono le classiche vibrazioni alte, quasi sicuramente abbiamo mangiato bene, poco e leggero, e siamo probabilmente anche in una situazione di movimento. Infatti, stare in movimento facilita la circolazione dell'energia, invece, lo stare sempre seduti fa ristagnare l'energia e ci fa impigrire.

Prova per esempio a notare il fatto che quando sei in movimento, tipo una passeggiata, e inviti a fare altrettanto un amico o un'amica che sta seduta da un po' di tempo: molto probabilmente questo amico o questa amica ti dirà di no.

Avere le vibrazioni alte significa sentirsi energici, sentirsi molto bene sia fisicamente che psicologicamente e avere tanta voglia di fare. Questo stato fa sì che ci ammaleremo meno, che sicuramente prenderemo meno raffreddori, meno mal di gola, che subiremo meno stati influenzali, che avremo meno dolori fisici passeggeri sparsi in varie parti del corpo, che dormiremo meno ma staremo bene ugualmente e che avremo pensieri più belli e positivi. Nel caso proprio fossimo colpiti dalla classica influenza invernale sicuramente i sintomi saranno più leggeri e guariremo prima. Un'azione che possiamo compiere e che sicuramente ci alzerà le vibrazioni è la meditazione. In questi ultimi dieci anni ho praticato diversi tipi di meditazione e ad oggi queste pratiche sono diventate per me abitudini irrinunciabili.

Anche la fisica quantistica sostiene che i pensieri influenzano il nostro DNA, di conseguenza i pensieri positivi aiutano la formazione degli anticorpi al nostro interno che ci migliorano la salute. Io non ricordo nemmeno dove abita il mio dottore, in questi ultimi anni non ho avuto più episodi importanti di febbre, di raffreddori, di mal di gola, quel poco che c'è stato è risultato un malessere molto leggero che in 24 ore al massimo mi passava e ritornavo subito in forma. Ecco qui che non ho perso giorni di lavoro e non ho preso medicine. Sicuramente ne ho tratto un grande vantaggio sia in termini economici che in termini di benessere psicofisico.

IL DIGIUNO?

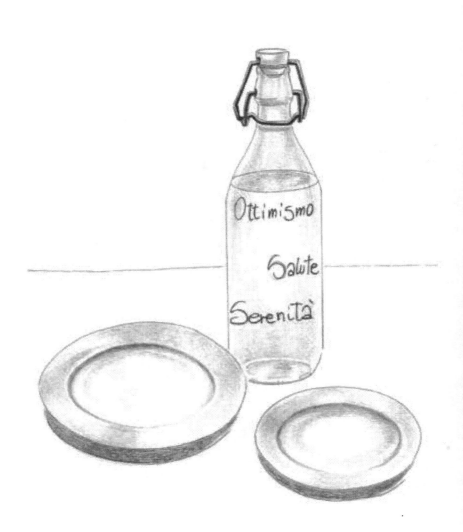

Sin dai tempi antichi si dice che il digiuno sia la più potente tecnica di guarigione!

La fisica quantistica sostiene che "Il digiuno è la tavola operatoria della natura".

Il digiuno era conosciuto anche dai popoli primitivi, che lo mettevano in pratica sia in senso fisico, per guarire dalle malattie, sia in senso metafisico, per purificarsi spiritualmente ed entrare in contatto con il divino.

Una parte della scienza dice che i principali effetti del digiuno sono:

- riposo dell'intero tubo digerente,
- grande aumento dell'energia del sistema immunitario per ripulire il corpo dalle cellule malate, dai virus e infezioni presenti,
- eliminazione dei residui metabolici e tossine accumulate.

L'astinenza volontaria dal cibo è poco popolare nell'era moderna. In questa era dove il consumismo e il boom farmaceutico la fanno da padroni non c'è spazio per questa possibilità di cura semplice ed economica, chissà come mai...

Nel digiuno il corpo sfrutta le riserve di lipidi (tessuto grasso) e di carboidrati ricavati dalle riserve di glicogeno conservate nel fegato e nei muscoli.

Nel corpo si scatenano delle reazioni a catena che portano alla produzione di molecole dette CORPI CHETONICI che sopperiscono a queste mancanze, favorendo lo smaltimento delle cellule malate e la rigenerazione.

Alla luce di queste scoperte una "DIETA CHETOGENICA", secondo alcuni scienziati potrebbe essere la chiave per la guarigione delle malattie.

In virtù di queste scoperte, il professor Valter Longo addirittura ci propone due volte all'anno alcuni giorni di digiuno, promettendoci anche lui che una parte delle cellule del corpo si rigenererà assicurandoci salute e longevità.

A tal proposito il professore di origine piemontese ha messo a punto una dieta che ha chiamato "mimadigiuno" e dura 5 giorni.

Alimentandoci in questo modo per il corpo è come se fossimo a digiuno quindi si attiva la funzione rigeneratrice delle cellule.

Avendo già avuto alcune belle esperienze di digiuno totale dal cibo durate anche fino a quattro giorni e dove comunque bevevo tanta acqua, vi posso garantire che ne ho tratto molti benefici soprattutto psicologici, posso confermare che i digiuni un paio di volte all'anno, oppure un giorno a settimana fino a quando se ne sente la necessità, fanno bene.

Durante l'esperienza di digiuno durata quattro giorni consecutivi di astinenza assoluta dal cibo, bevevo circa tre litri di acqua al giorno. Il problema più grande è stato tenere a bada la mente che mi ripeteva continuamente che non avevo mangiato e che dovevo farlo, invece io sorseggiavo spesso un po' d'acqua così la sensazione della fame scompariva e questo mi permetteva di allontanare tutti pensieri di questo genere. Nello svolgersi è successo che il primo giorno è scorso via abbastanza tranquillo, il secondo giorno è stato il più duro e qui ho avuto qualche segno di cedimento ma bere molta acqua ed evitare la vista dei cibi mi ha aiutato. Il terzo e il quarto giorno invece mi sentivo bene e avrei potuto anche continuare sicuramente per un altro giorno ma ho preferito sospendere visto che dovevo affrontare un turno di notte a bordo dell'ambulanza al 118. Con questa esperienza ho sviluppato una grande forza di volontà nel perseguire un obiettivo prefissato, addirittura l'ultimo giorno stavo talmente bene che prendevo dal tavolo i cibi e li odoravo per assaporarne solo il profumo poi me ne andavo via senza mangiarli perché il mio non era più un bisogno di mangiare ma si era trasformato in desiderio e quindi resistevo benissimo. Riuscivo anche a stare a tavola con i miei familiari senza mangiare, "nutrendomi" solo dei profumi di quei cibi. Mi ricordo che sempre il quarto giorno di digiuno feci una passeggiata in compagnia di mia figlia Gioia e affrontando un tratto in salita arrivati sopra la collina Lei aveva il fiatone e io invece stavo benissimo. Chiaramente in questi quattro giorni per sicurezza avevo sospeso l'attività sportiva quotidiana ed ero in ferie quindi conducevo una vita molto tranquilla e rilassata. Comunque il mio corpo in quei giorni è andato ad attingere energia dai grassi di scorta che avevo accumulato così tutto è filato liscio molto tranquillamente. In un'esperienza del genere conta soprattutto la mente, se non siamo sereni e tranquilli e non attraversiamo un buon periodo di salute psicofisica rischiamo di non riuscire nell'impresa quindi in questo caso ci conviene rimandare a un periodo più opportuno.

Nel periodo in cui ho sperimentato il digiuno settimanale durato circa tre mesi sono dimagrito di 4 chilogrammi, complice anche la coincidenza del passaggio della mia alimentazione da tipo vegetariana a tipo vegana. L'approccio a questo tipo di digiuno è stato graduale, ho scelto il lunedì e la prima volta ho iniziato saltando solo la colazione, il lunedì successivo ho saltato la colazione e anche il pranzo e la terza settimana pure la cena. In pratica rimangiavo dopo circa 36 ore dall'ultimo pasto: succedeva che cenavo la domenica, digiunavo tutto il lunedì e rimangiavo a colazione il martedì mattina. Principalmente il mio dimagrimento è dipeso dal fatto che in quel giorno di digiuno, in quanto svolgevo il mio lavoro regolarmente, il corpo andava a prendersi le energie che gli servivano da quelle poche riserve di grassi che avevo. Ho sospeso questo tipo di digiuno perché non sentivo più gioia nel farlo come succedeva all'inizio e anche perché il mio corpo aveva terminato le scorte di grassi.

Va molto bene secondo me anche saltare la cena una volta a settimana sempre allo stesso giorno a cadenza regolare. Questa è una pratica che attuo regolarmente perché ancora provo gioia nel farla, le altre momentaneamente le ho sospese, considerando anche il fatto che la mia alimentazione più o meno vegana porta poche scorie al mio organismo. Preferisco saltare la cena una volta alla settimana rispetto alle altre forme di digiuni perché la mattina seguente è quella in cui mi alzo meglio durante tutta la settimana e lo svolgimento della mia attività sportiva quotidiana è più agevole. Ricordiamoci che è sempre fondamentale l'approccio gioioso con cui affrontiamo queste esperienze, questo atteggiamento ci aiuta sia a livello fisico che a livello mentale a ottenere più facilmente i risultati che vogliamo. Ho sperimentato anche la dieta DMD che ci propone il professor Longo e posso affermare che secondo me è una delle migliori possibilità che abbiamo a disposizione per migliorare la nostra salute. Nel metterla in pratica vi assicuro che lo sforzo è stato abbordabile perché comunque in cinque giorni qualcosa da mangiare si assume, la brillantezza fisica e la scioltezza nei movimenti aumenta. Per quelli come me che sono già nel peso forma però le energie a disposizione durante il giorno di digiuno diminuiscono, io infatti per precauzione ho sospeso lo sport quotidiano. Invece chi ha qualche chilo in più può stare tranquillo perché il suo fisico attingerà dalle energie di scorta nei grassi che ha accumulati, e non avrà quindi particolari problemi.

Riassumendo, in base agli studi che abbiamo preso in considerazione, possiamo evincere che l'alimentazione che noi dovremmo adottare per favorire la longevità, la buona salute del nostro corpo e della nostra mente, sarebbe un misto tra vegana, crudista e macrobiotica che è proprio la mia alimentazione attuale.

Ma c'è una cosa ancora più importante di quello che si mangia ed è il come lo si mangia. L'approccio mentale nell'assumere il cibo è fondamentale più della qualità stessa. Se mentre mangiamo una qualsiasi tipologia di cibo noi pensiamo che questo ci farà male allora questo sicuramente ci farà male! Dobbiamo sempre pensare positivo nei confronti del cibo soprattutto mentre lo stiamo mangiando.

MEGLIO MANGIARE UNA BISTECCA CON AMORE CHE UN'INSALATA CON ODIO!

Se per esempio noi consumiamo un pasto velocemente, quasi sicuramente faremo fatica a digerirlo e ci sentiremo gonfi e affaticati. Questo perché uno stato d'animo del genere il nostro corpo lo interpreta come uno stato di "allerta" quindi è sulla difensiva e dirotta la maggior parte delle energie per essere vigile e ricettivo togliendo risorse energetiche alla digestione che avviene con fatica e lentezza.

Lo stato d'animo ideale quando si mangia dovrebbe essere il più rilassato possibile masticando molto il cibo, la televisione dovrebbe essere spenta o essere sintonizzata su programmi divertenti, meglio se stiamo in silenzio oppure ci rapportiamo con individui e conversazioni positive.

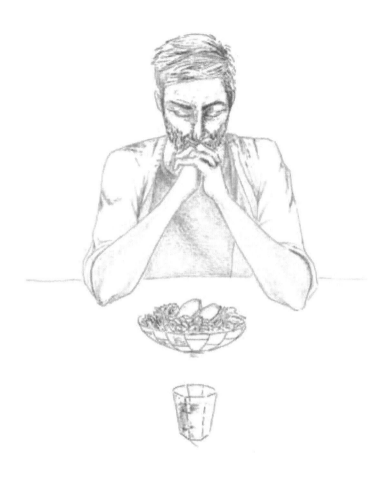

QUANDO MANGIO RINGRAZIO SEMPRE LE ANIME CHE LO HANNO PREPARATO E LA NATURA PER AVERMELO FORNITO.

L'ACQUA?

Il nostro corpo è formato per circa il 75% da acqua, quindi dobbiamo curare di più questo aspetto rispetto al quello del cibo.

Tecnicamente il modo corretto per assumere l'acqua e far sì che il corpo la assimili nel modo migliore possibile è quello di sorseggiarla a stomaco vuoto lontano dai pasti. Al mattino appena alzati e prima della colazione se ce la fai bevine a piccoli sorsi almeno mezzo litro, bevi lontano dai pasti e smetti almeno mezz'ora prima dei pasti principali. Durante i pasti bevi poco, solo qualche sorso, altrimenti l'acqua diluisce troppo i succhi gastrici e la digestione sarà più difficoltosa.

Secondo le scoperte del ricercatore giapponese Masaru Emoto divulgate in diversi libri,

l'acqua, come del resto tutti i cibi, ha la capacità di registrare e conservare tutti gli stimoli che gli giungono dall'ambiente esterno.

Questa scoperta è confermata in questi ultimi anni anche dalla fisica quantistica che aggiunge che tutto in natura ha una memoria, oltre all'essere umano, anche gli animali, le piante, ecc., e che questa viene mantenuta fino alla sua trasmutazione.

Masaru Emoto ha fatto questa scoperta sull'acqua utilizzando la M.R.A. (Magnetic Resonance Analyzer), una macchina in grado di misurare l'intensità di energie sottili.

L'acqua, sottoposta a congelamento, forma dei tipi di cristalli diversi a seconda dell'ambiente esterno con cui è stata a contatto prima. Se era stata sollecitata da pensieri e parole positive, ambiente gioioso, ecc., i cristalli che si formano al congelamento avevano strutture armoniche, simili a dei mandala, se invece veniva stimolata da energie psichiche negative, parole negative, litigi, ecc., i cristalli che si formavano avevano strutture amorfe. Questa scoperta dimostra l'interazione tra materia ed energia, tra mondo visibile e mondo invisibile.

È facile quindi immaginare come il nostro corpo, che è composto per il 75% di acqua, possa essere influenzato dalle esperienze emotive della vita quotidiana, sia positive che negative.

Gli studi di Masaru Emoto hanno anche dimostrato che se noi conserviamo l'acqua che beviamo in contenitori con scritte all'esterno delle parole positive, esse modificano la struttura molecolare dell'acqua contenuta al proprio interno armonicamente, se le parole scritte all'esterno sono negative modificano la struttura molecolare dell'acqua disarmonicamente.

Quindi dobbiamo fare molta attenzione all'acqua che beviamo e all'ambiente in cui viviamo, ma anche ai discorsi che facciamo e alle emozioni che proviamo, tutto influenza la nostra vita.

In virtù di queste scoperte, possiamo fare una semplicissima azione, consumiamo acqua INFORMATA e SOLARIZZATA.

Riempire una bottiglia di vetro blu di acqua corrente del rubinetto, oppure meglio se presa da una fonte naturale cioè acqua viva.

Lasciare la bottiglia blu con l'acqua a riposare per 10/12 ore senzatappo, se c'è la possibilità che entrino polvere o insetti mettete un tovagliolo di carta o di stoffa al posto del tappo.

Esporre la bottiglia blu alla luce solare per almeno 30 minuti o anche qualche ora, chiudere la bottiglia con un tappo che non deve essere metallico, ma possibilmente di sughero.

Lasciare la bottiglia blu lontano da fonti di radiazioni, scrivere sopra la bottiglia con un pennarello indelebile le potenti parole "Grazie" e "Ti Amo". Volendo potete scrivere tutte le parole che volete, quelle che magari sarebbero le più funzionali per voi in quel momento, es.

Perdono, Allegria, Felicità, Ottimismo, Gioia, Energia, Salute, Pace, Abbondanza, Amicizia, Amore, ecc.

Successivamente mettere l'acqua di quella bottiglia solarizzata in un bottiglione di vetro da 5 lt anch'esso scritto con dei pennarelli indelebili meglio se colorati e riempirlo ancora con acqua di fonte o di rubinetto. Lasciar riposare tutta la notte poi il mattino seguente si può iniziare a utilizzarla, nel frattempo l'acqua che è stata aggiunta si è anch'essa "informata". Dopo l'utilizzo rimboccare di nuovo il bottiglione ma sempre quando è rimasta ancora un po' di acqua "informata" e per fare in modo che anch'essa si "ri-informi", prima del riutilizzo va sempre lasciata a riposo per qualche ora o ancora meglio per tutta la notte. In questo modo creiamo un ciclo di rigenerazioni continuo e ricordiamoci sempre di tenere il bottiglione in posto riparato così da preservarlo da eventuali contaminazioni di discorsi negativi all'interno della famiglia oppure da parte della televisione.

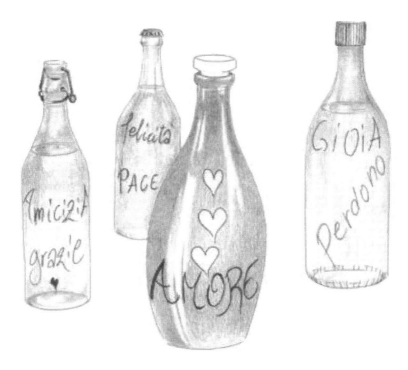

Ogni uso di quest'acqua è benefico e corretto: per cucinare, annaffiare le piante, fare il caffè, lavarsi i denti, lavarsi il corpo, dissetare gli animali, ecc.

Bere quest'acqua è una delle azioni migliori che possiamo compiere al fine di migliorare la nostra salute psicofisica.

CONSIGLI FINALI

Non fare una dieta fine a sé stessa che terminerai nel momento in cui raggiungerai l'obiettivo, ma cambia piano piano il tuo stile di vita praticando un'alimentazione sana che diventi abitudine quotidiana.

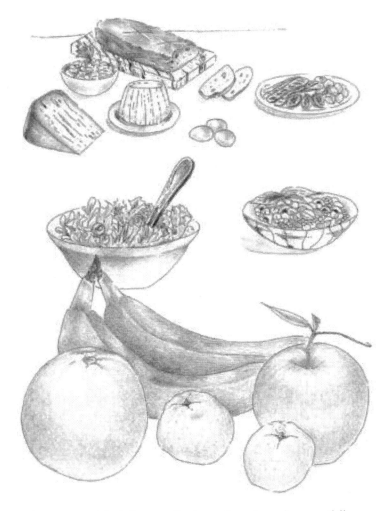

Impegnati come mai hai fatto nella tua vita a inserire quotidianamente un po' di sport moderato.

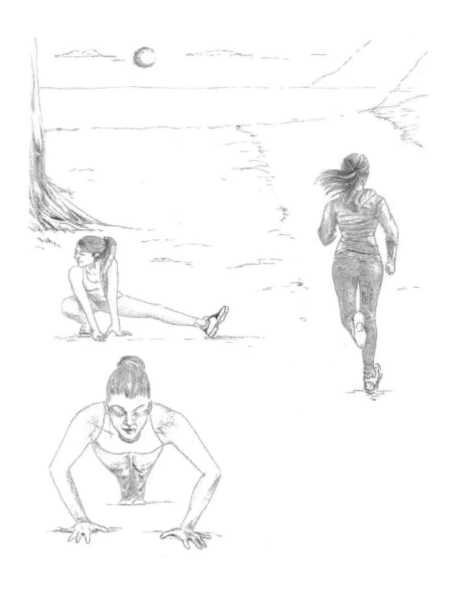

Impegnati come mai hai fatto nella tua vita a trovare il lato positivo in tutte le cose che ti accadono quotidianamente, cioè applica il motto "guarda il bicchiere sempre mezzo pieno".

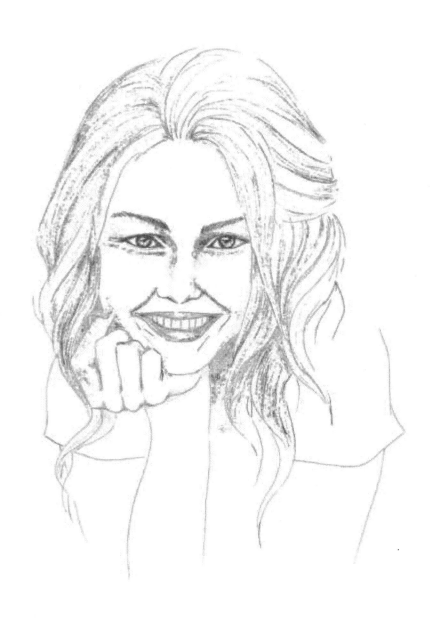

TUTTO IL RESTO VERRÀ DA SÉ.

RINGRAZIAMENTI

Se dovessi ringraziare tutti quelli che mi hanno aiutato direttamente e indirettamente dovrei scrivere un ulteriore libro.

Quindi non farò nessun nome e nessun cognome anche perché di molte anime da cui ho tratto l'ispirazione per la stesura di questo libro non ne conosco l'identità.

Tutte le anime che mi hanno ispirato in questo progetto, leggendo queste righe sicuramente si proveranno quella piacevole sensazione di averne un po' il merito e si riconosceranno in automatico.

In particolar modo voglio ringraziare anticipatamente tutti quelli che lo metteranno in pratica perché così facendo, oltre che il loro bene, faranno indirettamente il bene del mondo e di tutte le anime che lo abitano.

QUANDO UN GIORNO PRENDEREMO CONSAPEVOLEZZA CHE SE A OGNI AZIONE CHE NOI COMPIAMO, OLTRE CHE AL NOSTRO BENE, TENESSIMO PRESENTE IL BENE DI TUTTO E DI TUTTI, ALLORA QUELLO SARÀ IL GIORNO IN CUI IL MONDO INIZIERÀ VERAMENTE A CAMBIARE.

Copertine a cura di Giulio Colombo.
Disegni a cura di Silvia Mariani.

BIBLIOGRAFIA

Libro "la dieta della longevità"
Prima pubblicazione: 15 settembre 2016
Autore: Valter D. Longo

Antonio Vallardi Edizioni

Libro "the china study"
Prima pubblicazione: gennaio 2005
Autori: T. Colin Campbell, Thomas M. Campbell
Editori: BenBella Books

www.fisicaquantistica.it
www.masaruemoto.net
www.mypersonaltrainer.it
www.albanesi.it
www.wikipedia.it
www.nutrizionesuperiore.it
www.veganocrudista.it
www.alfemminile.com
www.alimentazioneinequilibrio.com
www.valdovaccaro.com
www.benessere360.com
www.oukside.com
www.mednat.org
www.wired.it.
www.macrolibrarsi.it
www.manuelcasadei.com
www.Ilgiornaledelcibo.it
www.imibio.it

INDICE

INTRODUZIONE 7

TESTIMONIANZE 11

VIVI SANO CON GIULIANO 25

ROTAZIONE DEI CIBI 29

I CARBOIDRATI 35

GLI ZUCCHERI 39

LE PROTEINE 43

I GRASSI? 51

I FORMAGGI 55

LE UOVA 59

E IL GLUTINE? 61

CELIACHIA 63

CRUDO O COTTO? 65

NUTRIZIONE VIBRAZIONALE 71

IL DIGIUNO? 89

L'ACQUA? 97

CONSIGLI FINALI 101

RINGRAZIAMENTI 105

BIBLIOGRAFIA 107

Questo libro è stato
pubblicato con

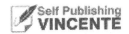

Il Servizio Numero 1 in Italia
di Assistenza alla Pubblicazione
per gli Autori Indipendenti

Self Publishing Vincente
www.SelfPublishingVincente.it

Made in the USA
Middletown, DE
30 March 2024

52252434R00068